现代呼吸病的诊断治疗进展

赵庆厚　主编

中国纺织出版社有限公司

图书在版编目（CIP）数据

现代呼吸病的诊断治疗进展 / 赵庆厚主编. — 北京：
中国纺织出版社有限公司, 2020.7
ISBN 978-7-5180-7449-5

Ⅰ.①现… Ⅱ.①赵… Ⅲ.①呼吸系统疾病—诊疗
Ⅳ.①R56

中国版本图书馆CIP数据核字（2020）第085138号

策划编辑：樊雅莉　　　责任校对：王花妮　　　责任印制：王艳丽

中国纺织出版社有限公司出版发行

地址：北京市朝阳区百子湾东里A407号楼　邮政编码：100124

销售电话：010—67004422　传真：010—87155801

http://www.c-textilep.com

中国纺织出版社天猫旗舰店

官方微博http://weibo.com/2119887771

三河市宏盛印务有限公司　各地新华书店经销

2020年7月第1版第1次印刷

开本：710×1000　1/16　印张：11

字数：212千字　　定价：68.00元

前　言

　　呼吸系统疾病是临床常见病、多发病,已经成为影响现代人健康的
重要疾病之一。近年来,随着人们生活水平的提高和保健意识的增强,
人们对临床医师的要求也越来越高,鉴于此,为了提高临床治疗效果,提
升呼吸内科医师的诊治水平,编者特总结多年的临床经验编写了本书。

　　本书对临床常见的气管、支气管疾病,肺部感染性疾病,肺结核,间
质性肺疾病以及胸膜疾病、呼吸衰竭等的发病机制、临床表现、诊断和鉴
别诊断、治疗以及预后等进行详细的阐述。全书内容简明实用,重点突
出,并兼顾知识的系统性及完整性,可供呼吸内科各级医师参考阅读。

　　本书在编撰过程中,付出了很多努力,但由于编写经验不足,加之编
写时间有限,难免存在疏漏之处,恳请广大读者及同行提出宝贵意见,以
供日后修改完善。

编　者

2020 年 4 月

目　录

第一章　呼吸内科常见症状

第一节　咯血

咯血系指气管、支气管或肺实质病变引起的出血(上呼吸道出血不属于此)。

一、病因

在我国目前因肺结核咯血者仍占多数,其次在呼吸系统感染和肺癌患者中较常见。现将咯血的各种病因分述如下(外科出血除外)。

1.支气管、气管疾病

包括慢性支气管炎、支气管扩张(或继发于肺结核的支气管扩张或畸形)、支气管内膜结核、支气管结石、支气管肺癌以及气管内肿瘤,气管异物等。

2.肺部疾病

肺结核(包括非典型分枝杆菌感染、结核性假动脉瘤)、肺炎、肺脓肿、肺真菌病、肺梅毒(晚期为主)、肺寄生虫病(阿米巴、肺吸虫、肺包虫等)、肺肿瘤(如肺癌)或转移性肿瘤,肺囊肿、尘(矽或硅)肺、放射性肺炎以及含铁血黄素沉着症等。

3.肺血管疾病

如肺部淤血、水肿(多见于心血管系统疾病,也可见于非心源性肺水肿,如急性呼吸窘迫综合征等),肺栓塞,肺动脉高压(包括先天性心脏病),肺动-静脉瘘,肺隔离症,肺动脉发育不全,肺动脉瘤或畸形等。

4.全身性疾病的肺部表现

如急性传染病(肺出血型钩端螺旋体病、出血热等)、各种血液病、白塞病、各种结缔组织病、肺出血-肾炎综合征、替代性月经(如子宫内膜异位症)、弥散性血管内凝血等。

5.其他少见的咯血原因

包括肺囊性纤维化(我国少见)、艾滋病(继发 Kaposi 肉瘤时)、棘球蚴疾病、硬皮症(伴支气管黏膜毛细血管扩张)、冠心病、恶性纤维组织细胞瘤、主动脉硬化(溃破引起致命性咯血)、急性细菌性心内膜炎(伴动脉瘤)、家族性淀粉样疾病、家族性多器官动脉膨胀病、心室支气管瘘、体外碎石术后、大疱性类天疱疮病、遗传性鼻出血伴出血性毛细血管扩张症、肺肉芽肿病、上皮样血管内皮瘤(肺泡出血)、粥样硬化性主动脉瘤、异物食管穿孔、肺曲菌病、卡氏肺囊虫肺炎、尿毒症、间质性肺炎、潜水病、食管疾病、寄生虫性红色素灵杆菌症等。个别报告有"诈病"或"癔症"患者痰中"带血"者,也有红色药物被误为咯血者。

二、诊断

详尽的病史可能为分析咯血的原因提供线索,下肺部听到持续的湿啰音可能是支气管扩张所致。放射线胸片可发现老的和新的病灶、血管异常或肿瘤,血液在肺内滞留也可误认为病灶,一旦咯血停止,肺泡内血液常在1周内被吸收。必要时可辅以CT或磁共振检查,但多数患者不需做此检查。有时大咯血找不到病灶时可用数字减影血管造影,有助于找到出血部位并可经动脉灌注药物行栓塞止血治疗。血液学检查以排除血液病等。痰的微生物学、细胞学、寄生虫学检查等更有助于诊断。每一例咯血的患者都应行纤维支气管镜检查以明确出血的部位和原因。一般认为于大咯血停止而痰内带血时进行检查比较恰当。

三、鉴别诊断

应与呕血相区别。呕血病变在消化道,多由呕吐引起,血色紫红或为咖啡色,多混有食物残渣或胃液,呕血之前常有腹痛或腹部饱胀;而咯血多由咳嗽后吐出,血色多为鲜红色,混有痰液,咯血之前多有喉痒、胸闷等,可资鉴别。

四、治疗

(1)原则:①防止气道阻塞、窒息;②维护生命体征(功能);③防止继续出血。

(2)一般处理:安慰患者,鼓励患者轻轻将血液咯出,如患者焦虑状态严重,可用一些弱的镇静剂(如地西泮2.5~5mg口服或5~10mg肌内注射)。禁用强镇静剂(如吗啡类),以防抑制咳嗽反射而致血液咯不出,甚至窒息。有经验的医师确认剧咳是引起咯血复发的原因时,可试用一临时剂量的可待因15~30mg,观察有效时可连用数次(间隔6~8h),如感到过量(呼吸受抑制)立即停药,必要时行人工通气,以防窒息。

(3)大咯血时应保持一条大口径静脉输液管道,给予适当的输液或输血。红细胞比容应保持在0.3以上,以防休克和缺氧。缺氧时给氧吸入,加强监护,做好抢救准备(如吸引器、导管、气管插管、人工通气机等)。必要时与外科医师取得联系,考虑随时行手术切除确知大出血的病灶。

(4)基础病严重或心、肺功能不良者有窒息可能时(即使咯出血量不大,气道内可以有大量积血),更应加强全面监护。早期窒息征象为突感胸闷难受,烦躁不安,咯血不畅而呼吸困难,张口瞪目,神色改变,缺氧加重。此时,应将患者置于平卧位,头低足高进行体位引流。撬开口腔,挖去口咽部的血块,然后牵舌吸引咽以下的血液,必要时紧急气管切开吸引,同时大量给氧吸入、高频人工通气等。窒息解除后还要纠正酸中毒、补充血容量,处理可能出现的脑水肿、呼吸道继发感染、肺不张以及肾功能受损等。

(5)大咯血经保守治疗无效,病情又不允许手术治疗者,可行支气管动脉造影,找到出血部位后行动脉栓塞术。绝大多数患者栓塞后可立即止血,但以后有复发可能。

(6)选择性病例可行支气管内激光治疗止血。

(7)其他:有报告在大口径气管镜下行局部用药(如稀释的肾上腺素等)或填塞(如 Foarty 气囊压迫止血)。肺结核患者伴咯血者,近来仍有用人工气腹术止血的报告。伴肺动脉高压或体动脉高压者应设法用药物降压。小量多次输入新鲜血液,除可补充血容量和凝血因子外,有可能刺激骨髓造血系统功能而利于止血。

(8)关于止血药物的应用:目前还没有经双盲试验证明对治疗咯血确切有效的药物,且大多数医师在咯血时仍沿用传统的"止血"药物,例如:①脑垂体后叶素 5U,加入 50%葡萄糖注射液 40mL 中混匀,缓慢静脉注射,亦可用 10U 加入 5%葡萄糖注射液 500mL 中静脉滴注。但缩血管后不良反应很大,伴心血管病、妊娠者禁用。②氨甲苯酸 0.1～0.3g 用 25%～50%葡萄糖注射液 40mL 稀释后,缓缓静脉注射,以后继续用静脉滴注维持。但可能引起胃肠道不适、皮疹、低血压、尿多、血尿,有引起血栓形成倾向,有心脏病、胃病史者慎用。③作用于血管壁的药物如卡巴克络(2.5～5mg,每日 3 次,或 10mg 肌内注射,也可稀释后静脉滴注),芦丁(也称维生素 P,20mg,每日 3 次),酚磺乙胺(0.25～0.5g 肌内注射或稀释后静脉注射),维生素 C(0.1g,每日 3 次)。④其他如维生素 K、钙剂口服,以及 0.25%～0.1%普鲁卡因 20mL 静脉注射等。总之,应用止血药物没有严格的规定,可酌情交替使用,增强治疗效果。

五、预后

咯血的治疗主要是针对原发病因的治疗,咯血本身有自然停止的倾向,致命者占 1%～2%,主要是因病重而窒息死亡。

第二节　咳嗽

咳嗽是机体的一种基本的防御机制,当呼吸道受到刺激时即发生反射性咳嗽。

一、病因

1.感染因素

包括上呼吸道、气管和支气管、肺和胸膜的感染性疾病,以及某些传染性疾病和寄生虫病等。感染是引起咳嗽的常见原因,均可因局部有炎性刺激而引起咳嗽。

2.理化因素

任何阻塞、压迫或者牵拉呼吸道使管壁受刺激的病变都可以引起咳嗽,各种刺激性气体的吸入也可致咳嗽。

3.过敏因素

对于过敏体质者,某些物质接触其呼吸道的迷走神经末梢可引起咳嗽。

4.其他因素

纵隔、膈下、外耳道疾病,左心功能不全引起的肺淤血和肺水肿,尿毒症和结缔组织病等系统性疾病所致肺浸润,症状性胃食管反流,后鼻部分分泌物滴流等原因均可引起咳嗽。此外,还包括使用血管紧张素转换酶抑制剂类药物以及心理性因素等引起咳嗽。

二、病理机制

咳嗽反射的解剖通路主要由分布于咽喉、支气管、肺、胸膜的受体受刺激后,通过舌咽神经、迷走神经传入通路,进入咳嗽中枢,然后发出冲动,作用于相应肌群(呼气肌、膈肌和气管平滑肌、腹肌等)而产生系列的收缩运动(此时已深吸气并关闭声门),使胸内产生 14～40kPa(105～300mmHg)的正压,当声门开放时骤然释放出来,气管气流线速率(cm/s)明显提高,将黏膜表面的分泌物或微粒驱逐出去,如无分泌物则为"干咳"。

三、分类和常见疾病

咳嗽可按病程时间分为 3 类:急性咳嗽＜3 周,亚急性咳嗽 3～8 周,慢性咳嗽＞8 周。①急性咳嗽:普通感冒是最常见的病因,其他包括急性支气管炎、急性鼻窦炎、过敏性鼻炎、慢性支气管炎急性发作、支气管哮喘等。②亚急性咳嗽：最常见原因是感冒后咳嗽、细菌性鼻窦炎、支气管哮喘等。③慢性咳嗽：原因较多，通常可分为两类，一类为初查 X 线胸片有明确病变者，如肺炎、肺结核、肺癌等。另一类为 X 线胸片无明显异常，以咳嗽为主或唯一症状者，即不明原因慢性咳嗽。常见病因：咳嗽变异型哮喘（CVA）、上气道咳嗽综合征（UACS，主要包括过去所谓的鼻后滴流综合征等）、嗜酸性粒细胞性支气管炎（EB）、胃-食管反流性咳嗽（CERC），这些原因占了呼吸内科门诊不明原因慢性咳嗽比例的 70%～95%，其他病因如慢性支气管炎、支气管扩张、支气管内膜结核、变应性咳嗽（AC）、心因性咳嗽等。

四、检查和诊断

急性和亚急性咳嗽一般根据以上病因进行分析不难做出诊断。慢性咳嗽需做如下检查以助于明确诊断：①询问病史、体检可能为寻找病因提供线索；②X 线胸片检查以及痰或诱导痰检查；③如不能确诊时可行 CT 检查；④肺功能测定（应包括支气管舒张或激发试验）；⑤必要时行纤维支气管镜检查及心脏检查；⑥胃食管反流检查（如食管 24h pH 监测及胃镜等）；⑦耳鼻喉科咽喉镜检查和鼻窦检查；⑧变应原皮试和血清特异性 IgE 测定；⑨咳嗽敏感性检查；⑩个别疑难病例者甚至应行肺活检。此外，试验性治疗有时也可帮助诊断，如胃-食管反流性咳嗽。

五、并发症

咳嗽严重时可能引起晕厥、肋骨骨折（甚至椎体压缩性骨折）、自发性气胸、呕吐等。

六、治疗

主要是病因治疗。戒烟可能消除慢性支气管炎引起的咳嗽。变异性哮喘性咳嗽应按哮喘治疗。血管紧张素转换酶抑制剂引起的咳嗽应停药，并用色甘酸钠治疗。顽固的干咳可考虑用镇咳药，如可待因 15～30mg（有痰时不宜镇咳）。捶胸、拍背、体位引流可使痰易排出而减轻咳嗽。异丙托溴铵吸入对喘息性咳嗽较好，其他可用作对症治疗的止咳化痰药物（包括西药、中药及各种合剂）品种甚多，可酌情选用。

第三节　咳痰

痰是喉以下呼吸道内病理的(生理的仅占少许)分泌物,借助于支气管黏膜上皮纤毛运动和平滑肌收缩及咳嗽运动而将痰排出,即咳痰。

一、病因

鼻、咽和口腔分泌物不包括在内,正常人呼吸道可有约 100mL/d 的黏液分泌出来以保持呼吸道黏膜的湿润,少量送到咽部常被不自觉地吞下,故健康人不大咳痰。引起咳痰的常见疾病如下。

1.支气管疾病

最常见者为急、慢性支气管炎,支气管扩张,支气管哮喘(可能以干咳为主要表现),支气管内膜结核,支气管内异物或肿瘤等。

2.肺部疾病

肺部感染最常见(如细菌、病毒、支原体、真菌、寄生虫等),其他如肿瘤(其中肺癌最常见)、肺脓肿、尘肺、肺水肿、肺梗死、结节病、弥漫性肺间质纤维化、外源性过敏性肺泡炎(包括农民肺、甘蔗肺、养鸟人肺、空调肺等)、嗜酸性粒细胞增多性肺炎(包括肺曲菌病、Loffler 综合征、慢性嗜酸性粒细胞增多性肺炎或浸润等)、肺泡蛋白沉积症、含铁血黄素沉着症等。

3.肺外疾病

如肝脓肿穿孔、食管穿孔等邻近器官化脓后形成支气管瘘而咳脓痰。

4.其他

结缔组织病、白血病、霍奇金病、韦氏(Wegener)肉芽肿病等引起的肺浸润等。

二、病理机制

气道或肺由微生物、化学因素、物理因素、过敏因素等引起疾病时,黏膜充血、水肿,黏液分泌增多,毛细血管通透性增加,浆液渗出等即可咳出痰。痰内可包括浆液、各种细胞、脓液、血液、细菌、微生物、各种吸入的灰尘、毒物等。有时还可咳出支气管管型、肿瘤碎片、异物、结石、硫黄颗粒、螺旋体样或晶体样物。

三、检查和诊断

(1)根据以上病因询问病史,对痰的性状、痰量、气味、颜色和肉眼观要详细记载,以供鉴别诊断。据此对原发病因做出初步判断并行相关的检查。

（2）显微镜下涂片观察和染色镜检（包括各种细胞学、细菌学、寄生虫学等）。

（3）痰培养和药物敏感试验:痰标本是否合适是决定痰培养质量的关键。咳出痰培养（即经过认真地洗口消毒等合格手续取标本）对感染病因诊断的可信性仅为50%～60%,因为口腔部有常住菌存在。如不按常规取材,有可能是唾液、鼻涕等物倒流,更不可靠。避免污染的方法有:①经环甲膜气管穿刺,用导管吸取分泌物;②经纤维支气管镜带塞双导管保护下刷检;③痰液清洗匀化定量培养等,有条件时可试用。一般医院可采取在医护人员的监督下,清晨用无菌水含漱3次以上,深咳取痰,连续送培养3次以上,若能取得2次以上同一细菌的纯培养或同一优势菌达3次以上则有较大参考价值。也有认为定量培养时菌量超过 10^7 cfu/mL 即可判定为致病菌,必要时还有行支气管肺泡灌洗,经纤维支气管镜肺活检等方法取标本检查的报道。凡痰培养阳性者均应行药物敏感测定。

（4）免疫学方法有助于诊断:例如直接免疫荧光抗体试验,可在呼吸道标本中直接观察到军团菌,其敏感性为 25%～70%,特异性很高,近年来开展单克隆抗体做直接免疫荧光抗体试验特异性更强。此外,还可用酶联免疫吸附试验或对流免疫电泳法、各种凝集试验等检查病毒、支原体、细菌等。基因探针检测各种病原体,特异性可达 100%。血清中抗体检测对诊断虽有帮助,但不能做出早期诊断,特异性差,尚待研究。

四、治疗

在治疗原发病的基础上,对咳痰困难者可采取翻身、拍背及体位引流助痰咳出。一般反射性促支气管分泌剂或黏液分解剂可试用,但均未证明有确切效果。对饮食少、供水不足的患者应尽可能劝其多摄入液体物质,保持人体充足的水分,使痰液稀释,利于排出。个别病例痰多而又黏稠,很难咳出者可在有条件时行支气管镜下吸引或冲洗痰液。若合并有支气管痉挛可吸入支气管扩张剂。合并鼻、咽部炎症者也应同时处理。

第四节　呼吸困难

呼吸困难是指患者主观感觉吸入空气不足、呼吸费力,客观表现为呼吸运动用力。重者鼻翼扇动、张口耸肩,甚至发绀,辅助呼吸肌也参与活动,并可有呼吸频率、深度与节律异常。

一、病因

1.呼吸系统疾病

(1)上呼吸道疾病:如咽后壁脓肿、扁桃体肿大、喉内异物、喉水肿、喉癌、白喉等。

(2)支气管疾病:如支气管炎、哮喘、支气管肿瘤、广泛支气管扩张、异物、阻塞性肺气肿、支气管狭窄或受压(邻近的淋巴结或肿块等压迫)。

(3)肺部疾病:如各种炎症、肺气肿、广泛肺结核、大块肺不张、巨大肺囊肿或肺大疱、肿瘤(特别是肺癌)、肺水肿(特别是 ARDS)、尘肺、肺梗死、结节病、弥漫性肺纤维化、肺泡蛋白沉着症、多发性结节性肺动脉炎、肺泡微石症、肺淀粉样变等。

(4)胸膜疾病:如大量胸腔积液、气胸、间皮瘤、广泛胸膜肥厚粘连等。

(5)胸壁限制性疾病:如胸廓或脊柱畸形、脊柱炎、肋骨骨折、呼吸肌麻痹、膈肌疲劳或麻痹、膈疝、过度肥胖等。

(6)纵隔疾病:如纵隔炎症、气肿、疝、淋巴瘤、主动脉瘤、甲状腺瘤、胸腺瘤、畸胎瘤等。

2.循环系统疾病

见于各类心脏病患者发生左心或右心衰竭时。

3.中毒性疾病

包括酸中毒、毒血症、尿毒症及糖尿病性昏迷等。药物中毒可见于麻醉药、催眠药、农药、除草剂(如百草枯)、化学毒物或毒气的侵害等。

4.血源性疾病

重度贫血、白血病、红细胞增多症以及输血反应、高铁血红蛋白血症、一氧化碳中毒、大出血休克等。

5.神经精神性疾病

重症颅脑疾病致呼吸中枢功能障碍者,如颅外伤、脑出血、脑肿瘤、脑及脑膜炎等。此外,还有睡眠呼吸暂停、脊髓灰质炎、急性感染性多神经炎、重症肌无力、癔症以及神经官能症等引起的呼吸困难。

6.其他

大量腹水、气腹、腹内巨大肿瘤、妊娠后期、急性传染病高热、肺出血型钩端螺旋体病、肺出血-肾炎综合征、中暑、高原病、结缔组织病、肉芽肿类疾病、移植肺等引起的呼吸困难。

二、病理机制

呼吸系统疾病引起的呼吸困难是由于通气、换气功能障碍导致缺氧和（或）二氧化碳潴留，易于理解。循环系统疾病则为左心和（或）右心衰竭。左心衰竭时呼吸困难较严重，其机制为：①肺淤血；②肺泡张力增高和弹性减退；③肺循环压力升高所致。右心衰竭则主要是体循环淤血所致。中毒性呼吸困难为呼吸中枢受刺激或药物抑制呼吸中枢。血源性疾病则为红细胞携带氧减少或大出血休克刺激呼吸中枢等。神经精神性疾病则常因颅内压增高和供血减少而刺激中枢或神经肌肉麻痹、心理因素等引起呼吸困难。

三、诊断

根据上述病因，详细询问病史做出某个系统疾病的初步诊断。

（一）临床表现

1.呼吸系统疾病呼吸困难可分为 3 种类型

（1）吸气性呼吸困难：吸气时显著困难，重者呼吸肌极度用力，吸气时呈"三凹征"，伴干咳及高调喉鸣，多见于上呼吸道有机械性障碍者，如肿瘤、异物、水肿、白喉、喉痉挛或周围肿块压迫气管时。

（2）呼气性呼吸困难：呼气时费力，呼气时间延长，多伴哮鸣。常见于支气管哮喘、慢性阻塞性肺疾病等。

（3）混合性呼吸困难：伴高热者常为肺部感染性疾病；伴胸痛者考虑肺癌、自发性气胸、肺炎、肺梗死、胸膜炎等；发作性呼吸困难有哮鸣时见于支气管哮喘或心源性哮喘；伴昏迷时多为肺性脑病（注意排除水、电解质平衡紊乱或低渗血症以及颅脑损害和中毒性疾病）。

2.循环系统疾病

①有重症心脏病；②呼吸困难在卧位时加重；③肺底部有中小湿啰音；④胸片心影异常，肺门及其附近充血或有肺水肿征；⑤静脉压可升高，臂舌循环时间延长；⑥可能伴心脏器质性杂音或心律失常；⑦左心衰竭时可有血性泡沫痰咳出；⑧右心衰竭时有大循环淤血征；⑨心包积液时可见心脏压塞征等。

3.中毒性疾病

根据毒物接触史、药物过量史、急性感染病或代谢性酸中毒等病史不难做出诊断。

4.血源性疾病

常有贫血或出血等临床表现。血液学检查易于发现，但应排除其他疾病引起的血液学变化。

5.神经精神疾病

颅脑疾病严重时常损及呼吸中枢,呼吸变深而慢,可伴节律异常,如双吸气等。癔症患者常呼吸频数(60～100 次/分),伴口周、四肢麻木和手足搐搦,情绪变化及反复发作史,间歇期无任何器质性疾病。神经官能症患者自述呼吸困难,常在叹息之后自感轻快,肺功能检查正常。

6.其他

全身性疾病引起呼吸困难者,根据不同疾病做相应的检查。

(二)辅助检查

除经初步做出判断的疾病进行相关的辅助检查外,呼吸困难时常规检查应包括 X 线胸片、血液学检查、心电图、超声检查、血糖、尿素氮、血气分析、痰涂片及培养和细胞学等。肺功能可测出通气功能有无障碍,如有障碍,鉴别是限制性的,还是阻塞性的。必要时还应行纤维支气管镜检查。

四、治疗

主要是原发病的治疗。对症治疗包括:保持气道通畅(清除痰液或应用支气管扩张剂及护理),给氧,人工机械通气,呼吸兴奋剂的应用等。慢性病缓解期可用氧疗、呼吸锻炼和体育疗法等。

第五节　胸痛

胸痛主要是由胸部疾病所引起,少数由其他部位病变所致,因痛阈个体差异甚大,故胸痛的程度与原发疾病的病情轻重并不完全一致。

一、病因

1.胸壁疾病

如急性皮炎、皮下蜂窝织炎、带状疱疹、肋软骨炎、肌炎、流行性胸痛、肋间神经痛、肋骨骨折、多发性骨髓瘤、肩关节周围炎、脊椎炎以及类风湿关节炎。此外,还有癌症的骨转移、白血病对神经压迫或浸润所致的胸痛等。

2.肺脏及纵隔疾病

如胸膜炎、自发性气胸、各种肺炎、心包炎、肺肿瘤(主要是肺癌)、胸膜肿瘤、急性支气管炎、纵隔炎或纵隔气肿、食管炎或食管癌、食管裂孔疝等。

3.心脏与大血管疾病

如心绞痛、心肌梗死、心肌病、肺栓塞、二尖瓣或主动脉瓣疾病、胸主动脉瘤及其夹层瘤、主动脉窦动脉瘤、肺动脉高压、心脏神经官能症以及贫血性心绞痛等。

4.其他

如腐蚀剂或毒物引起的气管、支气管炎症或胃酸反流性食管炎,膈下脓肿,脾梗死,贲门痉挛,肝炎、肝癌、肝脓肿,胆道疾病,上腹部疾病,异物吸入或吞入,颈肋及前斜角肌病变引起的胸廓入口综合征以及胸部外伤等。

二、病理机制

由于炎症、外伤、肿瘤或其他理化因素引起的组织损伤,刺激相应的神经系统即可引起疼痛。损伤时可释放 K^+、H^+、组胺、5-羟色胺、缓激肽、P物质和前列腺素等作用于末梢神经痛觉受体,产生疼痛。此外内脏疾病除产生局部痛外,尚可产生牵涉痛、放射痛。这可能是患病内脏与放射于体表的传入神经在脊髓后角终止于同一神经元上之故。

三、检查和诊断

(一)病史

病因各异,应根据病史特点找出诊断的线索,举例如下。

1.发病年龄

青壮年胸痛,应注意胸膜炎、自发性气胸、心肌病、风湿性心脏病等。老年人则应考虑心绞痛、心肌梗死、主动脉夹层等。

2.疼痛的部位

胸壁的病变常见局部症状(如炎症时引起的红、肿、热、痛等);心绞痛时常在胸骨后或心前区,且放射到左肩和左上臂内侧;膈肌病变的胸痛常在肋缘及斜方肌处;胸膜炎引起的胸痛则在病侧胸廓下部或前部。

3.疼痛的性质

如肺癌早期胸部呈隐痛或闷痛,后期则剧痛难忍;带状疱疹呈阵发性刀割样痛或灼痛;心绞痛伴压榨、紧缩及窒息感;心肌梗死则剧痛持久并向左肩臂放射。

4.胸痛的时间和诱因

胸膜炎的疼痛与深呼吸及咳嗽有关;心绞痛则常为劳累后或兴奋过度时发作,休息后持续数分钟而缓解;食管病变于吞食后加重;脊神经后根痛发生于体位转变时。

5.伴随症状

如骨髓炎常伴有外伤或肿痛史,食管病常有食物反流,肺癌、肺梗死常可小量咯血,炎症时常伴发热,气管、支气管疾病常伴咳嗽、咳痰等。

(二)检查

胸壁炎症或外伤由视诊、触诊即可确定,胸内脏器疾病则应仔细进行体格检查。先天性或风湿性心脏病时体检(视、触、叩、听)往往对诊断有决定性作用。此外,X线胸片是不可缺少的检查。疑为支气管或食管病变时应行纤维支气管镜或胃镜检查;疑为心脏、血管病变时心电图、心血管造影、彩色多普勒血流图、超声心动图、电阻抗血流图、放射性核素扫描等可酌情选用;膈下病变超声检查简单易行。疑难病例行 CT(对肺部病变较适用)或 MRI(对心血管病较适用)检查有较好的辅助作用。以上检查可根据初步诊断选择应用。

(三)实验室检查

急性感染性病变常有白细胞增多、核左移;急性心肌梗死时可有白细胞增多、红细胞沉降率(又称血沉)增快、心肌酶谱及肌钙蛋白升高的表现;疑有肿瘤时,痰脱落细胞特别是纤维支气管镜下刷取标本找癌细胞更为有用,如行病变活检标本做病理学检查常是确诊的依据;有胸膜腔或心包积液时穿刺液检查十分必要;痰培养及药敏试验对感染病原体鉴别很有价值。

四、治疗

主要针对病因进行治疗。剧痛时可考虑用止痛药,如非甾体抗炎药等短期应用,晚期癌性疼痛可给以麻醉剂。顽固性剧烈胸痛需行肋间神经阻滞。胸壁痛时使用一般止痛药即可,必要时在病变区局部注射麻醉药,外伤性胸痛时应用胶布局部黏着固定。

第六节　发绀

发绀又称紫绀,是指血液中还原血红蛋白增多,使皮肤、黏膜呈青紫色的现象。少数情况下,如高铁血红蛋白、硫化血红蛋白亦可致皮肤、黏膜呈青紫现象。发绀在皮肤较薄、色素较少和毛细血管丰富的部位,如口唇、鼻尖、颊部与牙床等处较为明显,易于观察。

一、病因与病理机制

发绀的出现取决于血液内还原血红蛋白的绝对值,当毛细血管内还原血红蛋白超过 50g/L 时即出现发绀,但此症状的出现与患者血液血红蛋白总量关系很大。例如,患者吸入氧能满足 120g/L 血红蛋白氧合时,病理生理上并不缺氧。如患者的血红蛋白代偿性增多(如高原居民或慢性缺氧患者)达 180g/L 时,则 180g/L－120g/L＝60g/L 为还原血红蛋白,即出现发绀。反之,明显贫血,例如血红蛋白低于 40～50g/L 时,即使严重缺氧,也难以出现发绀。故发绀出现的程度并不能确切反映动脉血氧的量。另外,某些化学物质可引起高铁血红蛋白血症或硫化血红蛋白血症而出现发绀。

二、诊断

(一)血液中还原血红蛋白增多

1.中心性发绀

由肺疾患引起缺氧所致,发绀呈全身性,皮肤温暖。此型又可分为:①肺性发绀,可见于各种严重的呼吸系统疾病引起的呼吸功能不全,因肺氧合作用不足所致;②心性混血性发绀,多见于发绀型先天性心脏病等。因患者心脏及大血管间存在异常通道,部分静脉血未能氧合,经异常通道直接进入体动脉循环所致。

2.周围性发绀

此类发绀是由于周围循环血液障碍所致,发绀见于肢体末梢与下垂部位,局部皮肤发凉,行按摩或加温后,发绀消退。此型又可分为:①淤血性发绀,可见于右心功能不全、缩窄性心包炎、血栓性静脉炎、下肢静脉曲张等。因此时末梢循环血流缓慢,氧在组织中被过多摄取所致。②缺血性发绀,见于严重休克,由周围组织血液灌注不足而缺氧所致。

3.混合性缺氧

多见于心力衰竭,以上两种情况同时存在。

(二)血液中存在异常血红蛋白

1.高铁血红蛋白血症

(1)先天性者自幼即有发绀,因 M 血红蛋白异常所致。呈家族性发绀,为常染色体共显性遗传,罕见。

(2)药物或化学物质所致者,多有药物或化学物质接触史,如伯氨喹啉、亚硝酸盐、次硝酸铋、磺胺类、苯丙砜、硝基苯、苯胺等(刺激性气体所引起的肺水肿以及麻醉药、有机溶剂等抑制呼吸中枢引起的发绀不属于此类）。此型的特点是起病急、病情重、氧疗无效，严重时可昏迷、抽搐、呼吸循环衰竭。亚甲蓝1～2mg/kg静脉注射可好转，也可用维生素C 300～500mg/d静脉滴注。

2.硫化血红蛋白血症

上述药物或化学物质亦可引起硫化血红蛋白血症，但须同时有便秘或服用含硫氨基酸等史，在肠内形成硫化氢为触媒而生成硫化血红蛋白，产生发绀。

（三）诊断

1.病史

如发绀自幼即有，常是先天性心脏病所致（应排除M血红蛋白异常）。如有药物或化学物质接触史，应考虑异常血红蛋白血症。

2.中心型与周围型发绀的区别

（1）从心血管或呼吸系统的病理学检查及X线检查不难获得诊断依据。

（2）按摩或温暖发绀部位可消除周围型发绀，中心型发绀则不能消除。

3.异常血红蛋白血症

一般无明显呼吸困难。实验室检查可确诊。

4.发绀伴杵状指（趾）或骨关节病者

先天性心脏病、肺部慢性感染性疾病或肺癌患者可有杵状指（趾）发生。肺癌、间皮瘤、神经源性纵隔肿瘤和少数先天性心脏病患者还可伴有骨关节病和肢体长骨骨干的远端骨膜下新生骨形成。杵状指发生的机制可能是某种体液性物质引起指尖血管扩张的结果。

5.实验室检查

动脉血气分析、血液学检查、血液异常血红蛋白检查、超声学检查、右心导管或心血管造影检查以及鉴别诊断的其他检查等，有助于寻找发绀的病因。

三、鉴别诊断

一氧化碳中毒时皮肤可呈"樱桃红"色，亦可呈"发绀"色，但不是真正发绀。局部循环障碍引起发绀的还有雷诺现象、血栓闭塞性脉管炎、肢体发绀症、冷球血红蛋白血症、结缔组织病、震动性职业病等亦可引起发绀，但皮肤必有苍白出现。健康人受寒冷严重时亦可四肢发绀。

四、治疗

主要是病因治疗，在未确诊之前可先行给氧（百草枯中毒时应慎重）、保暖等对症处理。

第七节　发热

发热是指体温升高到正常以上,即超过 37.3℃。正常情况下,身体的核心体温 (右心房中血液的温度)被严格调节,一日的变化限于一定范围内,通常不超过 0.6℃,其平均值为 37℃。

一、病因

本节讨论发热病因,举例时主要为涉及肺部疾病或在肺部有所表现者,其他病 因仅简单提及。

1.感染性发热

是最常见的发热病因(占 50％～60％),各种病原体如细菌(各种细菌性肺炎、 肺脓肿、支气管或肺部感染等)、病毒(病毒性肺炎、感冒、流感等)、支原体(肺炎支 原体肺炎等)、衣原体(肺炎衣原体、鹦鹉热衣原体、婴儿沙眼衣原体皆可引起肺 炎)、立克次体(立克次体肺炎)、真菌(如念珠菌、组织胞浆菌、曲菌、隐球菌、放线 菌、奴卡菌、毛霉菌、球孢子菌等皆可引起肺部感染)、螺旋体(钩端螺旋体病、回归 热等)、寄生虫病(肺吸虫病、卡氏肺孢子虫肺炎、疟疾肺、弓形虫病、阿米巴脓肿病、 肺血吸虫病、肺包虫病并发感染或过敏、肺丝虫病、肺螨病等)、结核(肺结核、血行 播散性结核、非结核性分枝杆菌病等)以及周围器官感染波及肺脏的疾病等。

2.无菌性组织损伤的炎症

如理化、机械因素造成的大面积损伤、大血管栓塞(肺栓塞等)、手术后发热、血 胸造成的无菌性胸膜炎、红细胞溶解时产生的内源热等。

3.变态反应性疾病

如药物热、药物引起的溶血性贫血、输血反应(血型不合)、外源性过敏性肺泡 炎(包括嗜热放线菌病,如农民肺、甘蔗肺、空调肺以及养鸟或家禽饲养者肺)等。 此外,嗜酸性肉芽肿和嗜酸性综合征炎症也与变态反应有关。

4.风湿病

包括风湿热、各种结缔组织病,如红斑狼疮、Still 病、多动脉炎或动脉周围炎、 过敏性血管炎、韦氏(Wegener)肉芽肿病、皮肌炎等均可波及肺。

5.恶性肿瘤和白血病

常伴发热,包括肺部恶性肿瘤(如肺癌等)及转移肿瘤、网状内皮系统肿瘤(如霍奇 金病或非霍奇金病、恶性组织细胞增多症、淋巴瘤等)以及各种白血病均可波及肺脏。

6.其他疾病

许多全身性疾病可伴肺部症状和病变。其他各种发热的病因亦可能与肺部疾病同时存在,应加以鉴别。例如,慢性心力衰竭、广泛皮肤疾病、理化因素损伤、内分泌代谢性疾病、遗传性疾病、中枢性疾病、心因性疾病以及各种传染性疾病等,均应一一排除。尽管如此认真详细进行鉴别诊断,仍会有部分发热病因短期内甚至长期诊断不明,应密切随访。

二、病理机制

不同病因的发热均由致热原的作用导致产热大于散热而引起。

1.外源性致热原

包括上述各种病原体、炎性渗出物、无菌性坏死组织、抗原-抗体复合物、激素(如孕酮)、药物、尿酸盐、多糖体成分及多核苷酸、淋巴细胞激活因子等。外源性致热原多为大分子物质,不易通过血脑屏障直接作用于体温中枢。

2.内源性致热原

外源性致热原均能激活血液中的中性粒细胞、单核细胞、嗜酸性粒细胞等使之释放内源性致热原,再作用于下丘脑而发热。白细胞致热原或称白细胞介素-1(IL-1)、肿瘤坏死因子(TNF)与干扰素等为内源性致热原的主要成分,最终由肝脏、肾脏灭活而排泄。

三、诊断

按发热的高低可分为低热(37.3～38℃)、中等度热(38.1～39℃)、高热(39.1～41℃)和超高热(41℃以上)。超高热是体温升高至体温调节中枢所能控制的固定点之上,多见于颅内疾病、中暑等,而低热则常见于感染后或自主神经功能紊乱或夏季热。前述大多数病因都会引起中、高热。所谓原因不明的发热(FUO)常指:一种疾病持续3周以上,体温超过38.3℃,经检查后仍未能做出诊断者。对FUO患者首先是仔细询问病史和反复体检。从职业、旅游、社会史、服药史以及生活史中可能发现一些线索(如近期有食生蟹史者可能患肺吸虫病)。以往内外科病史、饮酒史、养宠物史等亦有帮助。体检方面应注意皮肤、周身表浅淋巴结、黏膜及腹部(硬块、压痛及肝脾大小等)。胸部的检查对呼吸科医师讲更为重要(如下肺听诊固定性持续存在的湿啰音可能为支气管扩张)。FUO患者的伴随症状常有利于诊断或鉴别诊断。例如,伴寒战多见于感染性疾病、药物热、溶血等;伴口唇疱疹常见于大叶性肺炎、流感、间日疟等;伴淋巴结肿大常见于传染性单核细胞增多症、结核、化脓性感染、血液病、淋巴瘤、转移性癌等；伴皮肤、黏膜出血可见于急性传染病、血液病、败血症等；伴肝脾肿大多见于传染病、结缔组织病、白血病等；伴关节肿痛时考虑败血症、结缔组织病、风湿热、痛风等；伴皮疹出现常见于传染病、结缔组织病、药物热、亚败血症（Wissler-Fanconi 综合征）等；伴昏迷，先发热后昏迷常见于传染病、中暑等，先昏迷后发热常见于脑出血、巴比妥盐中毒等。实验室检查包括血常规、红细胞沉降率（又称血沉）、尿常规、大便常规及潜血、肝功能、皮肤过敏试验等，应反复进行。大多数活动性炎症患者有贫血存在，中性粒细胞增多提示细菌感染，单核细胞增多可能为慢性炎症（如结核等）。严重淋巴细胞减少提示免疫缺陷或恶性肿瘤，血沉加快多提示有感染病灶或风湿性疾病等。此外，还应检查免疫学项目，对结缔组织病最有价值，根据临床资料还可选择性行血清学检查等。血培养、尿培养、各种体液培养等有必要即应进行，有时还需反复进行。有异常发现时需行皮肤、淋巴结或骨髓的活组织检查，必要时经纤维支气管镜肺活检，甚至进行手术行深部可疑组织活检。影像学检查十分重要。X 线摄片可寻找有无鼻窦炎、肺部病灶、肺门淋巴结肿大或腹内肿块等，必要时辅以 CT 或 MRI、超声检查。呼吸科医师还应当反复考虑肺以外疾病引起的发热，特别是按肺部疾病治疗效果不佳时更要警惕。

四、治疗

在未确诊前就使用抗生素、肾上腺皮质激素或退热剂时，可能干扰甚至贻误对病情的诊断。有时试用抗生素也许正确，但以 2 周为限。深部组织有脓肿时，尽管正确应用了抗生素，发热仍会持续存在。对恶性肿瘤患者，合理的治疗有赖于组织学诊断，其他非感染性炎性疾病等一般经认真检查后可以得出诊断而正确施治。还有一部分伪装发热者，常有心理性因素，甚至有吸毒史者，经换体温计目测（或用肛表测）后不难鉴别，对这类患者处理时应避免发生对抗而出现意外伤害。FUO 的广泛检查常是昂贵的，因而反复检查时应当对其必要性进行评价。有时经反复询问病史和体格检查，列表分析，寻找线索，医师间广泛会诊、讨论等，也许能获得结论。当病情不太严重时，仅观察数天有时也使诊断变得明朗起来。另外，如发热自行消退，则无必要再行各种昂贵的检查。

第二章 气管、支气管疾病

第一节 急性上呼吸道感染

急性上呼吸道感染简称上感,是一个统称,它包括了以急性鼻咽炎为主的普通感冒、急性鼻窦炎、中耳炎、扁桃体炎、咽炎、喉炎、会厌炎等。不同感染部位的病原学有同有异,因此,要倡导抗生素合理使用,就必须对急性上呼吸道感染做出明确的定位诊断。急性上呼吸道感染通常病情较轻、病程短、可自愈,预后良好。但由于发病率高,不仅影响工作和生活,有时还可伴有严重并发症,并具有一定的传染性,应积极防治。

一、流行病学

上感是人类最常见的传染病之一,多发于冬春季节,多为散发,且可在气候突变时小规模流行。主要通过患者喷嚏和含有病毒的飞沫经空气传播,或经污染的手和用具接触传播。可引起上感的病原体大多为自然界中广泛存在的多种类型病毒,同时健康人群亦可携带,且人体对其感染后产生的免疫力较弱、维持时间短暂,病毒间也无交叉免疫,故可反复发病。

二、病因和发病机制

急性上感有70%～80%由病毒引起,包括鼻病毒、冠状病毒、腺病毒、流感病毒和副流感病毒以及呼吸道合胞病毒、埃可病毒和柯萨奇病毒等。另有20%～30%的上感为细菌引起,可单纯发生或继发于病毒感染,以口腔定植菌溶血性链球菌为多见,其次为流感嗜血杆菌、肺炎链球菌和葡萄球菌等,偶见革兰阴性杆菌。但接触病原体后是否发病,还取决于传播途径和人群易感性。淋雨、受凉、气候突变、过度劳累等可降低呼吸道局部防御功能,致使原有的病毒或细菌迅速繁殖,或者直接接触含有病原体的患者喷嚏、空气以及污染的手和用具诱发本病。老幼体弱,免疫功能低下或有慢性呼吸道疾病如鼻窦炎、扁桃体炎者更易发病。

三、病理

组织学上可无明显病理改变,也可出现上皮细胞的破坏。可有炎症因子参与发病,使上呼吸道黏膜血管充血和分泌物增多,伴单核细胞浸润,浆液性及黏液性炎性渗出。继发细菌感染者可有中性粒细胞浸润及脓性分泌物。

四、临床表现

上感的临床表现分为以下几种类型。

1.普通感冒

为病毒感染引起,俗称"伤风",又称急性鼻炎或上呼吸道感染。起病较急,主要表现为鼻部症状,如喷嚏、鼻塞、流清水样鼻涕,也可表现为咳嗽、咽干、咽痒或咽部烧灼感甚至鼻后滴漏感。咽干、咳嗽和鼻后滴漏与病毒诱发的炎症介质导致的上呼吸道传入神经高敏状态有关。2～3d后鼻涕变稠,可伴咽痛、头痛、流泪、味觉迟钝、呼吸不畅、声嘶等,有时由于咽鼓管炎致听力减退。严重者有发热、轻度畏寒和头痛等。体检可见鼻腔黏膜充血、水肿、有分泌物,咽部可为轻度充血。一般经5～7d痊愈,伴并发症者可致病程迁延。

2.急性病毒性咽炎和喉炎

急性病毒性咽炎由鼻病毒、腺病毒、流感病毒、副流感病毒以及肠病毒、呼吸道合胞病毒等引起。临床表现为咽痒和灼热感,咽痛不明显。咳嗽少见。起病急,先在咽和口腔黏膜、扁桃体和口角等处出现针尖大小的疱疹,呈圆形或椭圆形,孤立或丛集在一起,很快破裂形成浅溃疡,表面覆盖有淡黄色假膜,周围黏膜呈鲜红色,伴有畏寒、发热、咽部灼热疼痛。发生在婴幼儿者,易哭闹不安,拒饮食,颌下淋巴结肿大并有压痛。

急性喉炎是指喉黏膜及声带的急性非特异性炎症,多由流感病毒、副流感病毒及腺病毒等引起。病程通常在1个月以内,为呼吸道常见的急性感染性疾病之一。急性喉炎一般是指发生于成人的急性喉炎,常继发于急性鼻炎及急性咽炎,男性发病率高于女性。临床表现为明显声嘶、讲话困难,可有发热、咽痛或咳嗽,咳嗽时咽喉疼痛加重。多发于冬春季节。小儿急性喉炎有其特殊性,严重影响呼吸,病情较严重和病情变化较快。体检哮鸣音可闻及。间接喉镜、纤维喉镜或电子喉镜检查可见喉黏膜急性充血、肿胀,特点为双侧对称,呈弥漫性,声带运动正常,闭合有隙。黏膜充血肿胀,通常首先出现在声带,逐渐发展导致室带及声门下黏膜充血肿胀,以声带及构会厌襞最为显著。早期声带黏膜表面呈淡红色,可见充血的血管纹,逐渐变成黯红色,声带边缘圆钝成梭形。喉部黏膜早期分泌少,继而有黏液分泌物附着于声带表面,因加重声带闭合不全而造成声音嘶哑加重。分泌物咳出后,声音嘶哑可有所减轻。

3.急性疱疹性咽峡炎

本病多以柯萨奇 A 组病毒(1～6、8、10、22)、疱疹病毒、EB 病毒引起,偶尔也有其他肠道病毒所引起者。当劳累过度,过敏体质,气温突变、身体受凉或某些物理、化学因素等刺激,使身体免疫能力低下,易患此病。该病主要表现为急骤发热,可持续高热或反复高热,咽痛,吞咽时尤甚,有时诉头痛、腹痛或肌痛。血常规检查大多是血细胞计数正常或略低。起病 2d 内口腔黏膜出现少数(很少多于 12 个)小的(直径 1～2mm)灰白色疱疹,周围绕以红晕,多见于扁桃体前部,但也可位于软腭、扁桃体、悬雍垂、舌部等,在之后的 24h 内水疱破溃变为浅溃疡,直径一般在5mm 以下,1～5d 内愈合。

4.急性咽结膜炎

急性咽结膜炎是一种表现为急性滤泡性结膜炎,并伴有上呼吸道感染和发热的病毒性结膜炎,多见于 4～9 岁儿童和青少年,常于夏、冬季节在幼儿园、学校中流行。病原体为腺病毒 3 型、4 型、7 型,临床主要表现为发热、咽炎、结膜炎三大症状。病程 4～6d。

5.急性扁桃体炎

急性扁桃体炎是扁桃体的一种非特异性急性炎症,常伴有轻重程度不等的咽黏膜及咽淋巴环的急性炎症。多见于 10～30 岁的青少年,且往往是在慢性扁桃体炎基础上反复急性发作。主要致病菌为乙型溶血性链球菌。表现为急性起病,可伴畏寒、高热,体温最高可达 39～40℃,可持续 3～5d。幼儿可呕吐,因高热而抽搐、昏睡等。部分患者可有头痛、食欲降低、全身乏力、便秘、腰背及四肢疼痛等症状。其全身症状的表现并无特异性。

五、实验室检查

1.血液检查

病毒性感染见白细胞计数正常或偏低,淋巴细胞比例升高。细菌感染有白细胞计数增加与中性粒细胞增多和核左移现象。

2.病原学检查

视需要可用免疫荧光法、酶联免疫吸附检测法、血清学诊断法和病毒分离及鉴定,以判断病毒的类型,区别病毒和细菌感染。细菌培养可判断细菌类型并做药物敏感试验以指导临床用药。

六、并发症

可并发急性鼻窦炎、中耳炎、气管-支气管炎,部分患者可继发风湿病、肾小球肾炎、心肌炎等。

七、诊断和鉴别诊断

根据鼻咽部的症状和体征,结合周围血象和阴性胸部 X 线检查可做出临床诊断。一般无须病因诊断,特殊情况下可进行细菌培养和病毒分离,或病毒血清学检查等确定病原体。但须与初期表现为感冒样症状的其他疾病鉴别。

1.过敏性鼻炎

临床上很像"伤风",不同之处包括:

(1)起病急骤,鼻腔发痒,喷嚏频繁,鼻涕呈清水样,无发热,咳嗽较少。

(2)多由过敏因素如螨虫、灰尘、动物皮毛、低温等刺激引起。

(3)如脱离过敏原,数分钟及 1~2h 内症状即消失。

(4)体检可见鼻黏膜苍白、水肿。

(5)鼻分泌物涂片可见嗜酸性粒细胞增多。

2.流行性感冒

为流感病毒所致的急性呼吸道传染性疾病,传染性强,常有较大范围的流行。临床特点:

(1)起病急,全身症状重,畏寒、高热,全身酸痛,眼结膜炎症明显,部分患者有恶心、呕吐、腹泻等消化道症状。

(2)鼻咽部症状较轻。

(3)病毒为流感病毒,必要时可通过病毒分离或血清学检查以明确诊断。

(4)早期应用抗流感病毒药物如金刚烷胺、奥司他韦疗效显著。

(5)可通过注射流感疫苗进行预防。

3.急性气管、支气管炎

表现为咳嗽咳痰,鼻部症状较轻,血白细胞可增多,X 线胸片常见肺纹理增强。

4.急性传染病前驱症状

某些急性传染病(如麻疹、流行性出血热、流行性脑脊髓膜炎、脊髓灰质炎、伤寒、斑疹伤寒)在患病初期常有上呼吸道症状,在这些病的流行季节或流行区应密切观察,并进行必要的实验室检查,以资鉴别。

(1)麻疹:上呼吸道感染的症状为前驱期症状,约有90%的患者在发病后2～3d在上颌第二磨牙部位的颊黏膜上见灰白色小斑点(科氏斑),上感无科氏斑。

(2)流行性出血热:主要传染源是鼠类,流行具有地区性。可有头痛、腰痛、眼眶痛(俗称三痛)症状,发热、出血及肾损害为3大主征,典型患者可有发热期、低血压休克期、少尿期、多尿期及恢复期5期。上感全身中毒症状轻,主要以鼻咽部卡他症状为主。

(3)流行性脑脊髓膜炎:部分患者初期有咽痛、鼻咽部分泌物增多症状,很快进入败血症及脑膜炎期,出现寒战、高热、头痛、皮疹。后期可有剧烈头痛并出现脑膜刺激征。主要传染源是带菌者,通过飞沫传播。

(4)脊髓灰质炎:是由脊髓灰质炎病毒引起的急性传染病,未应用疫苗的儿童易感。前驱期大多出现上感症状,部分进入瘫痪前期,出现体温上升、肢体疼痛、感觉过敏等神经系统症状,瘫痪呈现肢体不对称性、弛缓性瘫痪,多见于单侧下肢。

(5)伤寒:发热为最早期症状,可伴有上感症状,但常有缓脉、脾大或玫瑰疹,伤寒病原学与血清学检查阳性,病程较长。

(6)斑疹伤寒:流行性斑疹伤寒多见于冬春季节,地方性斑疹伤寒多见于夏秋季节。一般起病急,脉搏较速,多有明显头痛。发病第5～第6天出现皮疹,数量多且可有出血性皮疹。外斐反应阳性。

八、治疗

1.对症治疗

(1)休息:病情较重或年老体弱者应卧床休息,忌烟,多饮水,室内保持空气流通。

(2)解热镇痛:如有发热、头痛、肌肉酸痛等症状者,可选用解热镇痛药,如复方阿司匹林、对乙酰氨基酚、吲哚美辛(消炎痛)、索米痛片(去痛片)、布洛芬等。咽痛可用各种喉片如溶菌酶片或中药六神丸等口服。

(3)缓减充血剂:鼻塞、鼻黏膜充血水肿时,可使用盐酸伪麻黄碱,也可用1%麻黄碱滴鼻。

(4)抗组胺药:感冒时常有鼻黏膜敏感性增高,频繁打喷嚏、流涕,可选用马来酸氯苯那敏或苯海拉明等抗组胺药。

(5)镇咳剂:对于咳嗽症状较明显者,可给予右美沙芬、喷托维林等镇咳药。

2.病因治疗

(1)抗菌药物治疗:单纯病毒感染无须使用抗菌药物,有白细胞计数升高、咽部脓苔、咳黄痰等细菌感染证据时,可酌情使用青霉素、第一代头孢菌素、大环内酯类或喹诺酮类。极少需要根据病原菌选用敏感的抗菌药物。

(2)抗病毒药物治疗:目前尚无特效抗病毒药物,而且滥用抗病毒药物可造成流感病毒耐药现象。因此如无发热,免疫功能正常,发病超过 2d 的患者一般无须应用。免疫缺陷患者可早期常规使用。广谱抗病毒药物利巴韦林和奥司他韦对流感病毒、副流感病毒和呼吸道合胞病毒等有较强的抑制作用,可缩短病程。

3.中医中药治疗

具有清热解毒和抗病毒作用的中药亦可选用,有助于改善症状,缩短病程。小柴胡冲剂、板蓝根冲剂应用较为广泛。

九、预防

1.避免诱因

避免受凉、淋雨、过度疲劳,避免与感冒患者接触,避免脏手接触口、眼、鼻。年老体弱易感者更应注意防护,上呼吸道感染流行时应戴口罩,避免在人多的公共场合出入。

2.增强体质

坚持适度有规律的户外运动,提高机体免疫力与耐寒能力是预防本病的主要方法。

3.免疫调节药物和疫苗

对于经常、反复发生本病以及年老免疫力低下的患者,可酌情应用免疫增强剂。目前除流感病毒外,尚没有针对其他病毒的疫苗。

第二节　急性气管、支气管炎

急性气管、支气管炎是由于生物性或非生物性致病因素引起的支气管树黏膜急性炎症,为一个独立病症,与慢性支气管炎不存在内在联系。本病属常见病,多发病,尤以小儿和老年多见。多为上呼吸道病毒感染引起,受凉为主要原因,秋冬为本病多发季节,寒冷地区也多见,在流感流行时,本病的发生率更高。另外经常与理化刺激因子接触人群,易罹患本病。

起病往往先有上呼吸道感染的症状,如鼻塞、流涕、咽痛、声音嘶哑等。在成人,流感病毒、腺病毒和肺炎支原体感染可有发热,伴乏力、头痛、全身酸痛等全身毒血症症状,而鼻病毒、冠状病毒等引起的急性支气管炎常无这些表现。

一、病因和发病机制

气管－支气管炎是由生物、物理、化学刺激或过敏等因素引起的气管－支气管黏膜的急性炎症。临床主要症状有咳嗽和咳痰。常见于寒冷季节或气候突变时，也可由急性上呼吸道感染蔓延而来。

1.微生物

可以由病毒、细菌直接感染，也可因急性上呼吸道感染的病毒或细菌蔓延引起本病。常见病毒为腺病毒，流感病毒（甲、乙两型），冠状病毒，鼻病毒，单纯疱疹病毒，呼吸道合胞病毒和副流感病毒。常见细菌为流感嗜血杆菌、肺炎链球菌、卡他莫拉菌等，衣原体和支原体感染有所增加。也可在病毒感染的基础上继发细菌感染。

2.理化因素

过冷空气、粉尘、刺激性气体或烟雾（如二氧化硫、二氧化氮、氨气、氯气等）的吸入，对气管－支气管黏膜急性刺激和损伤引起。

3.过敏反应

常见的吸入致敏原包括花粉、有机粉尘、真菌孢子等，或对细菌蛋白质和过敏，引起气管－支气管炎症反应。

二、病理

气管、支气管黏膜充血水肿，淋巴细胞和中性粒细胞浸润；同时可伴纤毛上皮细胞损伤、脱落；黏液腺体肥大增生。合并细菌感染时，分泌物呈脓性。

三、临床表现

1.症状

全身症状一般较轻，可有发热，38℃左右，多于3～5d降至正常。咳嗽、咳痰，先为干咳或少量黏液性痰，随后可转为黏液脓性或脓性，痰量增多，咳嗽加剧，偶可痰中带血，咳嗽可延续2～3周才消失，如迁延不愈，可演变成慢性支气管炎。如支气管发生痉挛，可出现程度不等的气促，伴胸骨后发紧感。

2.体征

体征不多，呼吸音常正常，可以在两肺听到散在的干、湿性啰音。啰音部位不固定，咳嗽后可减少或消失。

四、实验室检查和其他辅助检查

周围血白细胞计数可正常。由细菌感染引起者,可伴白细胞总数和中性粒细胞百分比升高,红细胞沉降率加快。痰培养可发现致病菌。X 线胸片检查大多为肺纹理增强。少数无异常发现。

五、诊断和鉴别诊断

根据病史、咳嗽和咳痰等呼吸道症状,两肺散在干、湿性啰音等体征,结合血象和 X 线胸片,可做出临床诊断。病毒和细菌检查有助于病因诊断,需与下列疾病相鉴别。

1.流行性感冒

起病急骤,发热较高,全身中毒症状(如全身酸痛、头痛、乏力等)明显,呼吸道局部症状较轻。流行病史、分泌物病毒分离和血清学检查,有助于鉴别。

2.急性上呼吸道感染

鼻咽部症状明显,咳嗽轻微,一般无痰。肺部无异常体征,胸部 X 线正常。

3.其他

其他肺部疾病如支气管肺炎、肺结核、肺癌、肺脓肿、麻疹、百日咳等多种疾病可表现为类似的咳嗽、咳痰表现,应详细检查,以资鉴别。

六、治疗

1.一般治疗

休息,保暖,多饮水,补充足够的热量。

2.抗菌药物治疗

根据感染的病原体及药物敏感试验选择抗菌药物治疗。一般未能得到病原菌阳性结果前,可以选用大环内酯类、青霉素、头孢菌素类和喹诺酮类等药物。多数患者口服抗菌药物即可,症状较重者可用肌内注射或静脉滴注。

3.对症治疗

咳嗽无痰,可用右美沙芬、喷托维林或可待因。咳嗽有痰而不易咳出,可选用盐酸氨溴索、溴己新等,也可雾化帮助祛痰。中成药止咳祛痰药也可选用。发生支气管痉挛,可用平喘药物如茶碱类、受体激动剂等。发热可用解热镇痛药。

4.控制感染

由病毒引起者一般用抗病毒药物。婴儿、体弱儿或怀疑并发肺炎及其他化脓性感染时,可用磺胺类药物或肌内注射青霉素,或应用其他广谱抗生素,若考虑病原为肺炎支原体时,可采用红霉素或乙酰螺旋霉素。

5.支气管炎疫苗注射

对反复发作者,可用气管炎疫苗皮下注射。在不发作时开始,如有效,可再用几个疗程以巩固疗效。

七、预后

多数患者预后良好,少数体质弱者可迁延不愈或反复发作,应引起足够重视。

八、预防

增强体质,避免受凉,避免劳累,防止感冒。改善卫生环境,防止空气污染。清除鼻、咽、喉等部位的病灶。

第三节　慢性支气管炎

慢性支气管炎是由于感染或非感染因素引起气管、支气管黏膜及其周围组织的慢性非特异性炎症。其病理特点是支气管腺体增生、黏液分泌增多。临床出现连续两年以上,每次持续3个月以上的咳嗽、咳痰或气喘等症状。早期症状轻微,多在冬季发作,春暖后缓解;晚期炎症加重,症状长年存在,不分季节。疾病进展又可并发阻塞性肺气肿、肺源性心脏病,严重影响劳动力和健康。

一、病因与发病机制

本病的病因尚不完全清楚,可能是多种因素长期相互作用的结果。

1.外因

(1)吸烟:国内外研究均表明,吸烟时间越长,烟量越大,慢性支气管炎患病率也越高。戒烟后可使症状减轻或消失,病情缓解,甚至痊愈。

(2)感染因素:感染是慢性支气管炎发生发展的重要因素,主要为病毒和细菌感染,鼻病毒、黏液病毒、腺病毒和呼吸道合胞病毒多见。在病毒或病毒与支原体混合感染损伤气道黏膜的基础上可继发细菌感染。从痰培养结果发现,以流感嗜血杆菌、肺炎球菌、甲型链球菌及奈瑟球菌4种为最多见。感染虽与慢性支气管炎的发病有密切关系,但目前尚无足够证据说明为其首发病因,只认为是慢性支气管炎的继发感染和加剧病变发展的重要因素。

（3）理化因素：如刺激性烟雾、粉尘、大气污染（如二氧化硫、二氧化氮、氯气、臭氧等）的慢性刺激，常为慢性支气管炎的诱发因素之一。接触工业刺激性粉尘和有害气体的工人，慢性支气管炎患病率远较不接触者为高，故大气污染也是本病重要的诱发因素。

（4）气候：寒冷常为慢性支气管炎发作的重要原因和诱因，慢性支气管炎发病及急性加重常见于冬天寒冷季节，尤其是在气候突然变化时。寒冷空气刺激呼吸道，除减弱上呼吸道黏膜的防御功能外，还能通过反射引起支气管平滑肌收缩、黏膜血液循环障碍和分泌物排出困难等，有利于继发感染。

（5）过敏因素：据调查，喘息性支气管炎往往有过敏史。在患者痰液中嗜酸性粒细胞数量与组胺含量都有增高倾向，说明部分患者与过敏因素有关。尘埃、尘螨、细菌、真菌、寄生虫、花粉以及化学气体等，都可以成为过敏因素而致病。

2.内因

（1）呼吸道局部防御及免疫功能减低：正常人呼吸道具有完善的防御功能，对吸入空气具有过滤、加温和湿润的作用；气管、支气管黏膜的黏液纤毛运动，以及咳嗽反射等，能净化或排除异物和过多的分泌物；细支气管和肺泡还分泌免疫球蛋白（IgA），有抗病毒和细菌作用，因此，在正常情况下，下呼吸道始终保持无菌状态。全身或呼吸道局部的防御及免疫功能减弱，可为慢性支气管炎发病提供内在的条件。老年人常因呼吸道的免疫功能减退，免疫球蛋白的减少，呼吸道防御功能退化，单核-吞噬细胞系统功能衰退等，致患病率较高。

（2）自主神经功能失调：当呼吸道副交感神经反应增高时，对正常人不起作用的微弱刺激，可引起支气管收缩痉挛，分泌物增多，而产生咳嗽、咳痰、气喘等症状。

综合上述因素，当机体抵抗力减弱时，气道在不同程度敏感性（易感性）的基础上，有一种或多种外因的存在，长期反复作用，可发展成为慢性支气管炎。如长期吸烟损害呼吸道黏膜，加上微生物的反复感染，可发生慢性支气管炎，甚至发展成慢性阻塞性肺气肿或慢性肺源性心脏病。

二、病理

支气管上皮细胞变性、坏死、脱落，后期出现鳞状上皮化生，纤毛变短、粘连、倒伏、脱失。黏膜和黏膜下充血水肿，杯状细胞和黏液腺肥大和增生、分泌旺盛，大量黏液潴留。浆细胞、淋巴细胞浸润及轻度纤维增生。病情继续发展，炎症由支气管壁向其周围组织扩散，黏膜下层平滑肌束可断裂萎缩，黏膜下和支气管周围纤维组织增生，肺泡弹性纤维断裂，进一步发展成阻塞性肺疾病。

三、临床表现

(一)症状

部分患者在起病前有急性支气管炎、流感或肺炎等急性呼吸道感染史。患者常在寒冷季节发病,出现咳嗽、咳痰,尤以晨起为著,痰呈白色黏液泡沫状,黏稠不易咳出。

在急性呼吸道感染时,症状迅速加剧。痰量增多,黏稠度增加或为黄色脓性,偶有痰中带血。慢性支气管炎反复发作后,支气管黏膜的迷走神经感受器反应性增高,副交感神经功能亢进,可出现过敏现象而发生喘息。

随着病情发展,终年咳嗽,咳痰不停,冬秋加剧,喘息型支气管炎患者在症状加剧或继发感染时,常有哮喘样发作,气急不能平卧。呼吸困难一般不明显,但并发肺气肿后,随着肺气肿程度增加,则呼吸困难逐渐加剧。

(二)体征

本病早期多无体征。有时在肺底部可听到湿啰音和干啰音,喘息型支气管炎在咳嗽或深吸气后可听到哮喘音,发作时,有广泛哮鸣音。长期发作的病例可有肺气肿的体征。

单纯型慢性支气管炎,X线检查阳性,或仅见两肺下部纹理增粗,或呈索条状,这是支气管壁纤维组织增生变厚的征象。若合并支气管周围炎,可有斑点阴影重叠其上。支气管碘油造影,常可见到支气管变形,有的狭窄,有的呈柱状扩张,有的由于痰液潴留,呈截断状。由于周围瘢痕组织收缩,支气管可并拢呈束状。有时可见支气管壁有小憩室,为黏液腺开口扩张的表现。临床上为明确诊断,透视或摄平片即可满足要求。支气管碘油造影只用于特殊研究,不做常规检查。

(三)实验室检查

1.白细胞分类计数

缓解期患者白细胞总数及区别计数多正常,急性发作期并发细菌感染时白细胞总数和中性粒细胞数可升高,合并哮喘的患者血嗜酸性粒细胞可增多。

2.痰液检查

急性发作期痰液外观多呈脓性,涂片检查可见大量中性粒细胞。合并哮喘者可见较多的嗜酸性粒细胞,痰培养可见肺炎链球菌、流感嗜血杆菌及卡他摩拉菌等生长。

3.X线检查

早期可无明显改变,反复急性发作者可见两肺纹理增粗、紊乱,呈网状或条索状及斑点状阴影,以下肺野为明显。这是由于支气管管壁增厚,细支气管或肺泡间质炎症细胞浸润或纤维化所致。

4.肺功能检查

早期多无明显变化,当出现气流受阻时,第 1 秒用力呼气容积(FEV_1)与肺活量或用力肺活量的比值则降低。当小气道阻塞时,最大呼气流速-容量曲线在 75% 和 50% 肺容量时的流量可明显降低,闭合容积可增大。

四、诊断

依据咳嗽、咳痰,或伴有喘息,每年发病持续 3 个月,并连续 2 年或 2 年以上,并排除其他慢性气道疾病,即可诊断。

五、鉴别诊断

1.肺结核

活动性肺结核常伴有低热、乏力、盗汗、咯血等症状,咳嗽和咳痰的程度与肺结核的活动性有关。X 线检查可发现肺部病灶,痰结核菌检查阳性,老年肺结核的毒性症状不明显,常因慢性支气管炎症状的掩盖,长期未被发现,应特别注意。

2.支气管哮喘

起病年龄较轻,常有个人或家族过敏性病史。气管和支气管对各种刺激的反应性增高,表现为广泛的支气管痉挛和管腔狭窄,临床上有阵发性呼吸困难和咳嗽,发作短暂或持续。胸部叩诊有过清音,听诊有呼气延长伴高音调的哮鸣音。晚期常并发慢性支气管炎。嗜酸性粒细胞在支气管哮喘患者的痰中较多,而喘息型支气管炎患者的痰中较少。

3.支气管扩张

多发生于儿童或青年期,常继发于麻疹、肺炎或百日咳后,有反复大量脓痰和咯血症状。两肺下部可听到湿啰音。胸部 X 线检查见两肺下部支气管阴影增深,病变严重者可见卷发状阴影。支气管碘油造影示柱状或囊状支气管扩张。

4.心脏病

由于肺淤血而引起的咳嗽,常为干咳,痰量不多。详细询问病史可发现有心悸、气急、下肢水肿等心脏病征象。体征、X 线和心电图检查均有助于鉴别。

5.肺癌

多发生在 40 岁以上男性,长期吸烟,常有痰中带血,刺激性咳嗽。胸部 X 线检查肺部有块影或阻塞性肺炎。痰脱落细胞或纤维支气管镜检查可明确诊断。

六、治疗

1.预防为主

吸烟是引起慢性支气管炎的重要原因,烟雾对周围人群也会带来危害,应大力宣传吸烟的危害性,教育青少年杜绝吸烟。同时,针对慢性支气管炎的发病因素,加强个人卫生,包括体育、呼吸和耐寒锻炼,以增强体质,预防感冒。改善环境卫生,处理"三废",消除大气污染,以降低发病率。

2.缓解期的治疗

应以增强体质,提高抗病能力和预防复发为主。

3.急性发作期及慢性迁延期的治疗

应以控制感染和祛痰、镇咳为主,伴发喘息时,加用解痉平喘药物。

(1)抗菌治疗,一般病例可以常见致病菌为用药依据。严重感染时,可选用氨苄西林、环丙沙星、氧氟沙星、阿米卡星(丁胺卡那霉素)、奈替米星(乙基西梭霉素)或头孢菌素类联合静脉滴注给药。

(2)祛痰镇咳药可给沐舒坦(盐酸溴环己胺醇)。

(3)解痉平喘药,喘息型支气管炎常选择解痉平喘药物。

七、预后

部分患者可控制,不影响工作、学习,部分患者可发展成阻塞性肺疾病,甚至肺心病,预后不良。应监测慢性支气管炎的肺功能变化,以便及时选择有效的治疗方案,控制病情的发展。

第四节 慢性阻塞性肺疾病

一、定义及概况

慢性阻塞性肺疾病(COPD)是一种具有气流受限特征,可以预防和治疗的疾病,气流受限不完全可逆,呈进行性发展,与肺部对香烟烟雾等有害气体或有害颗粒的异常炎症反应有关。COPD 主要累及肺脏,但也可引起全身的不良效应。肺功能检查对确定气流受限有重要意义。当患者有慢性咳嗽、咳痰或呼吸困难症状和(或)疾病危险因素接触史时,应考虑 COPD。慢性咳嗽、咳痰常先于气流受限许多年存在,但不是所有有咳嗽、咳痰症状的患者均会发展为 COPD。部分患者可仅有不可逆气流受限改变而无慢性咳嗽、咳痰症状。

COPD 与慢性支气管炎和肺气肿密切相关。通常,慢性支气管炎是指在除外慢性咳嗽的其他已知原因后,患者每年咳嗽、咳痰 3 个月以上,并连续 2 年者。肺气肿则指肺部终末细支气管远端气腔出现异常持久的扩张,并伴有肺泡壁和细支气管的破坏而无明显的肺纤维化。当慢性支气管炎、肺气肿患者肺功能检查出气流受限,并且不能完全可逆时,则可诊断为 COPD。如患者只有"慢性支气管炎"和(或)"肺气肿",而无气流受限,则不能诊断为 COPD。

COPD 由于其患者人数多,病死率高,社会经济负担重,已成为一个重要的公共卫生问题。COPD 目前居全球死亡原因的第 4 位,世界银行/世界卫生组织公布,至 2020 年 COPD 将位居世界疾病经济负担的第 5 位。在我国,COPD 同样是严重危害人民身体健康的重要慢性呼吸系统疾病。近期对我国 7 个地区 20 245 名成年人群进行调查,COPD 患病率占 40 岁以上人群的 8.2%,其患病率之高十分惊人。

二、病因

引起 COPD 的危险因素包括个体易感因素以及环境因素两个方面,两者相互影响。

(一)个体因素

某些遗传因素可增加 COPD 发病的危险性。已知的遗传因素为 α_1-抗胰蛋白酶缺乏。重度 α_1-抗胰蛋白酶缺乏与非吸烟者的肺气肿形成有关。在我国 α_1-抗胰蛋白酶缺乏引起的肺气肿迄今尚未见正式报道。支气管哮喘和气道高反应性是 COPD 的危险因素,气道高反应性可能与机体某些基因和环境因素有关。

(二)环境因素

1.吸烟

吸烟为 COPD 重要发病因素。吸烟者肺功能的异常率较高,FEV_1 的年下降率较快,吸烟者死于 COPD 的人数较非吸烟者为多。被动吸烟也可能导致呼吸道症状以及 COPD 的发生。孕期妇女吸烟可能会影响胎儿肺脏的生长及在子宫内的发育,并对胎儿的免疫系统功能有一定影响。

2.职业性粉尘和化学物质

当职业性粉尘及化学物质(烟雾、过敏原、工业废气及室内空气污染等)的浓度过大或接触时间过久,均可导致与吸烟无关的 COPD 发生。接触某些特殊的物质、刺激性物质、有机粉尘及过敏原能使气道反应性增加。

3.空气污染

化学气体如氯、氧化氮、二氧化硫等,对支气管黏膜有刺激和细胞毒性作用。空气中的烟尘或二氧化硫明显增加时,COPD急性发作显著增多。其他粉尘如二氧化硅粉尘、煤尘、棉尘、蔗尘等也刺激支气管黏膜,使气道清除功能受损,为细菌入侵创造条件。烹调时产生的大量油烟和生物燃料产生的烟尘与COPD发病有关,生物燃料所产生的室内空气污染可能与吸烟具有协同作用。

4.感染

呼吸道感染是COPD发病和加剧的另一个重要因素,肺炎链球菌和流感嗜血杆菌可能为COPD急性发作的主要病原菌。病毒也对COPD的发生和发展起作用。儿童期重度下呼吸道感染与成年时的肺功能降低及呼吸系统症状发生有关。

5.社会经济地位

COPD的发病与患者社会经济地位相关。这也许与室内外空气污染的程度不同、营养状况或其他和社会经济地位等差异有一定的内在联系。

三、发病机制

(一)基本发病机制

COPD的发病机制尚未完全明了。目前普遍认为COPD以气道、肺实质和肺血管的慢性炎症为特征,气道的炎症反应是导致COPD产生的主要原因。COPD的气道炎症通常由机体反复接触有害颗粒或有害气体等外因诱发和加重,但机体对外因的非正常的炎症反应,也是一个主要因素。当外因(如吸烟、大气污染、工业粉尘污染、呼吸道的反复感染等)反复作用于机体后,首先出现黏液分泌增加、纤毛活动减弱等黏液纤毛系统功能失衡和气道黏膜受损的情况。然后细胞外炎症反应逐渐渗入气道管壁,肺泡巨噬细胞、T淋巴细胞(尤其是CD_8^+)和中性粒细胞增加,部分患者有嗜酸性粒细胞增多。激活的炎症细胞释放出多种细胞因子和炎性介质,包括白三烯B4(LTB4)、白细胞介素8(1L-8)、肿瘤坏死因子α(TNF-α)等,直接作用于细支气管平滑肌,引起功能性细支气管的收缩。反复的炎症又会引起气道纤维化等改变。这些都会增加气道平滑肌数量,导致气道壁变厚,从而产生气道狭窄和气流受限。紧挨气道的肺泡壁也会由于炎症而遭到破坏,而肺泡的破坏又会改变肺泡附着,加重气道管腔的变形与狭窄。

蛋白酶和抗蛋白酶系统的失衡,是引起肺组织破坏,导致肺气肿的另一重要原因。正常情况下,肺组织含有充分的抗蛋白酶保护肺组织免受蛋白酶的溶解破坏。当外因作用于周围气道和肺实质,通过炎症反应,使蛋白酶的释放增加,而抗蛋白酶系统同时也受损,使其不足以对抗蛋白酶的作用,最后使肺组织遭到破坏,发生肺气肿。但炎症反应导致的该系统失衡,个体之间差异很大,如吸烟程度相同的人,有人发生肺气肿,有人则没有。

正常人体内还存在着氧化和抗氧化系统,肺部产生氧化物的同时也产生抗氧化物相抗衡,使两者处于平衡状态。例如吸烟可以导致肺部氧化应激,使氧化物大量产生,最终使肺内氧化-抗氧化平衡被打破。氧化-抗氧化失衡可使气道上皮受损,抗蛋白酶失活,中性粒细胞在肺内浸润增多并活化,导致肺部炎症反应。

自主神经系统功能紊乱(如胆碱能神经受体分布异常)等也在 COPD 发病中起重要作用。

(二)非典型表现发病机制

1.全身表现发病机制

COPD 患者全身免疫功能变化以及循环血液中的炎症细胞数量增加、炎症细胞功能变化、血清细胞因子的增加和系统性氧化/抗氧化失衡是造成全身效应发生的主要机制。

COPD 肺部炎症过程是全身炎症的一个来源,炎症细胞释放炎症因子与增加的氧化产物、大气微粒、中性粒细胞和其他的炎症介质相互作用,这些炎症因子可到达全身血液循环和(或)通过肺循环的传递激活炎症细胞。

COPD 的全身炎症还可能与其本身的病因或高危因素有关。其中吸烟是 COPD 最重要的危险因素,吸烟不仅可导致肺和气道的炎症反应,还可引起全身多种炎症细胞因子和氧自由基生成、血管收缩、内皮细胞功能异常和血清中多种促凝血因子水平异常。吸烟引起的这些全身反应不仅与 COPD 气道和肺组织的病变有关,而且与吸烟引起的其他多种慢性疾病如心血管疾病、代谢性疾病或某些恶性肿瘤有关,更可能是 COPD 全身慢性炎症反应的主要原因。此外,吸烟可以增加端粒丢失(一种细胞老化的标志物),有证据显示肺气肿时肺泡细胞和成纤维细胞呈现细胞老化现象,而即使是正常的老龄化过程也与全身炎症反应有关。

2.COPD 合并肺间质纤维化发生机制

对于 COPD 合并肺间质纤维化发生机制的认识还不够深入。大部分人认为反复发生的气道慢性炎症及免疫复合物在肺间质的沉积是产生肺间质纤维化的主要原因,也有人认为肺间质纤维化可能是机体对炎症的一种修复反应。还有作者认为吸烟本身可能就是引起肺气肿和肺间质纤维化的共同基础原因。因为吸烟烟雾本身可以趋化中性粒细胞进入肺内,增加弹性酶活性,这将一方面导致肺气肿,另一方面引起肺间质纤维化。一些动物实验结果也显示,将犬暴露于香烟烟雾中既可引起肺气肿,又可引起肺间质纤维化。研究结果也显示,吸烟可以同时引起肺气肿和肺间质纤维化,认为之所以会发生两种不同的病理变化可能是由于病理修复机制不同。细支气管发生急慢性炎症反应过程中,由于其壁薄、腔窄,外膜与周围肺组织紧密相连,炎症病变很容易累及支气管管壁并向周围肺组织扩散,形成以慢性细支气管炎炎性病灶为中心的肺气肿和肺间质纤维化,这也是慢性细支气管炎和细支气管周围炎发展的必然结局和 COPD 肺部病变特征。

四、病理

COPD 特征性的病理学改变存在于中央气道、外周气道、肺实质和肺的血管系统。在中央气道(气管、支气管以及内径>2mm 的细支气管),炎症细胞浸润表层上皮,黏液分泌腺增大和杯状细胞增多使黏液分泌增加。在外周气道(内径<2mm 的小支气管和细支气管)内,慢性炎症导致气道壁损伤和修复过程反复循环发生。修复过程导致气道壁结构重构,胶原含量增加及瘢痕组织形成,这些病理改变造成气腔狭窄,引起固定性气道阻塞。

COPD 患者典型的肺实质破坏表现为小叶中央型肺气肿,涉及呼吸性细支气管的扩张和破坏。病情较轻时这些破坏常发生于肺的上部区域,但随着病情发展,可弥漫分布于全肺,并有肺毛细血管床的破坏。由于遗传因素或炎症细胞和介质的作用,肺内源性蛋白酶和抗蛋白酶失衡,为肺气肿性肺破坏的主要机制,氧化作用和其他炎症后果也起作用。

COPD 肺血管的改变以血管壁的增厚为特征,这种增厚始于疾病的早期。内膜增厚是最早的结构改变,接着出现平滑肌增加和血管壁炎症细胞浸润。COPD 加重时平滑肌、蛋白多糖和胶原的增多进一步使血管壁增厚。COPD 晚期继发肺心病时,部分患者可见多发性肺细小动脉原位血栓形成。

五、病理生理

在 COPD 肺部病理学改变的基础上出现相应 COPD 特征性病理生理学改变,包括黏液高分泌、纤毛功能失调、气流受限、肺过度充气、气体交换异常、肺动脉高压和肺心病以及全身的不良效应。黏液高分泌和纤毛功能失调导致慢性咳嗽及多痰,这些症状可出现在其他症状和病理生理异常发生之前。小气道炎症、纤维化及管腔的渗出与 FEV_1、FEV_1/FVC 下降相关。肺泡附着的破坏、使小气道维持开放的能力受损亦有作用,但这在气流受限中所起的作用较小。

随着 COPD 的进展,外周气道阻塞、肺实质破坏及肺血管的异常等减少了肺气体交换能力,产生低氧血症,以后可出现高碳酸血症。长期慢性缺氧可导致肺血管广泛收缩和肺动脉高压,常伴有血管内膜增生,某些血管发生纤维化和闭塞,造成肺循环的结构重组。COPD晚期出现的肺动脉高压是其重要的心血管并发症,并进而产生慢性肺源性心脏病及右心衰竭,提示预后不良。COPD可导致全身不良效应,包括全身炎症和骨骼肌功能不良等。全身炎症表现为全身氧化负荷异常增高、循环血液中细胞因子浓度异常增高以及炎症细胞异常活化等;骨骼肌功能不良表现为骨骼肌重量逐渐减轻等。COPD的全身不良效应具有重要的临床意义,它可加剧患者的活动能力受限,使生活质量下降,预后变差。

六、临床表现

(一)症状

1.常见症状

(1)慢性咳嗽。通常为首发症状。初起咳嗽呈间歇性,早晨较重,以后早晚或整日均有咳嗽,但夜间咳嗽并不显著。少数病例咳嗽不伴咳痰。也有部分病例虽有明显气流受限但无咳嗽症状。

(2)咳痰。咳嗽后常咳少量黏液性痰,部分患者在清晨较多,合并感染时痰量增多,常有脓性痰。

(3)气短或呼吸困难。这是COPD的标志性症状,是使患者焦虑不安的主要原因,早期仅于劳力时出现,后逐渐加重,以致日常活动甚至休息时也感气短。

2.非典型症状

(1)喘息和胸闷。不是COPD的特异性症状。部分患者特别是重度患者有喘息;胸部紧闷感通常于劳力后发生,与呼吸费力、肋间肌等容性收缩有关。

(2)全身性症状。COPD不单纯是一种肺脏疾病,而具有显著的肺外效应,即COPD全身效应,包括体重减轻、食欲减退、营养不良、骨质疏松和骨骼肌功能障碍、精神抑郁和(或)焦虑等。这些肺外效应与患者疾病的严重性相关,影响患者肺功能和生活质量,加重社会经济负担。

(3)合并感染时可咳血痰或咯血。常发生于急性发作期,伴随咳嗽、咳痰等症状,极少单独咯血,咯血量一般为痰中带血或小量咯血。

(4)无症状性COPD。有一些患者仅有不可逆的气流受限而无慢性咳嗽、咳痰症状,在除外其他疾病,经肺功能确诊为COPD,反复询问没有慢支病史时确诊。

(二)体征

1.常见体征

COPD晚期患者肺功能损害较严重时常常出现以下体征。

(1)视诊及触诊:胸廓形态异常,包括胸部过度膨胀、前后径增大、剑突下胸骨下角(腹上角)增宽及腹部膨凸等;常见呼吸变浅,频率增快,辅助呼吸肌如斜角肌及胸锁乳突肌参加呼吸运动,重症可见胸腹矛盾运动;患者不时采用缩唇呼吸以增加呼出气量;呼吸困难加重时常采取前倾坐位;低氧血症者可出现黏膜及皮肤发绀,伴右心衰竭者可见下肢水肿、肝肿大。

(2)叩诊:由于肺过度充气使心浊音界缩小,肺肝界降低,肺叩诊可呈过清音。

(3)听诊:两肺呼吸音可减低,呼气相延长,平静呼吸时可闻及干啰音,两肺底或其他肺野可闻及湿啰音;心音遥远,剑突部心音较清晰响亮。

2.非典型体征

COPD患者的体格检查可能是正常的,尤其是一些早期轻症患者以上体征可不明显。而且这些体征也见于其他慢性呼吸系统疾病,因此,缺乏诊断的敏感性和特异性。

COPD合并肺纤维化患者大部分于肺部听诊时可于吸气初期闻及细小的、多集中于肺底部的类似尼龙带拉开音的Velcro啰音(又称爆裂音),常与呼吸音增粗COPD音并存。随病情发展可逐渐出现发绀及杵状指(趾)。

七、实验室检查

(一)血气检查

当FEV_1<40%预计值时或具有呼吸衰竭或右心衰竭的COPD患者均应做血气检查。异常首先表现为轻中度低氧血症。随疾病进展,低氧血症逐渐加重,并出现高碳酸血症。

(二)血常规检查

低氧血症,即PaO_2<55mmHg时,血红蛋白及红细胞数可增高,红细胞比容>55%可诊断为红细胞增多症。贫血可见于少数患者,提示预后不良。

(三)痰液检查

COPD急性发作期并发感染时痰涂片可见大量中性粒细胞。痰培养可检出各种病原菌,常见者为肺炎链球菌、流感嗜血杆菌、卡他摩拉菌、肺炎克雷伯菌等。

八、器械检查

(一)常见表现

1.肺功能检查

肺功能检查是判断气流受限的客观指标,其重复性好,对COPD的诊断、严重程度评价、疾病进展、预后及治疗反应等均有重要意义。

气流受限是以 FEV_1 和 FEV_1/FVC 降低来确定的。FEV_1/FVC 是 COPD 的一项敏感指标,可检出轻度气流受限。FEV_1 占预计值的百分比是中重度气流受限的良好指标,它变异性小,易于操作,应作为 COPD 肺功能检查的基本项目。吸入支气管舒张剂后 $FEV_1/FVC<70\%$ 者,可确定为不能完全可逆的气流受限。

呼气峰流速(PEF)及最大呼气流量-容积曲线(MEFV)也可作为气流受限的参考指标,但 COPD 时 PEF 与 FEV_1 的相关性不够强,PEF 有可能低估气流阻塞的程度。

气流受限可导致肺过度充气,使肺总量(TLC)、功能残气量(FRC)和残气容积(RV)增高,肺活量(VC)减低。TLC 增加不及 RV 增加的程度大,故 RV/TLC 增高。

肺泡隔破坏及肺毛细血管床丧失可使肺弥散功能受损,一氧化碳弥散量(DL-CO)降低,DLCO 与肺泡通气量(VA)之比(DLCO/VA)比单纯 DLCO 更敏感。

深吸气量(IC)是潮气量与补吸气量之和,IC/TLC 是反映肺过度膨胀的指标,它在反映 COPD 呼吸困难程度甚至反映 COPD 生存率上具有意义。

作为辅助检查,不论是用支气管舒张剂还是口服糖皮质激素进行支气管舒张试验,都不能预测疾病的进展。用药后 FEV_1 改善较少,也不能可靠预测患者对治疗的反应。患者不同时间进行支气管舒张试验,其结果也可能不同。但在某些患者(如儿童时期有不典型哮喘史、夜间咳嗽、喘息表现),则有一定意义。

2.胸部 X 线检查

X 线检查对确定肺部并发症及与其他疾病(如肺间质纤维化、肺结核等)鉴别有重要意义。COPD 早期 X 线胸片可无明显变化,以后出现肺纹理增多、紊乱等非特征性改变。主要 X 线征为肺过度充气,肺容积增大,胸腔前后径增长,肋骨走向变平,肺野透亮度增高,横膈位置低平,心脏悬垂狭长,肺门血管纹理呈残根状,肺野外周血管纹理纤细稀少等,有时可见肺大疱形成。并发肺动脉高压和肺源性心脏病时,除右心增大的 X 线征外,还可有肺动脉圆锥膨隆,肺门血管影扩大及右下肺动脉增宽等。

3.胸部 CT 检查

CT 检查一般不作为常规检查。但在鉴别诊断时 CT 检查有帮助,高分辨率 CT(HRCT)时辨别小叶中心型或全小叶型肺气肿及确定肺大疱的大小和数量,有很高的敏感性和特异性,对预计肺大疱切除或外科减容手术等的效果有一定价值。

（二）非典型表现

对于肺气肿合并肺间质纤维化最好的确诊方法是进行胸部 HRCT。HRCT 检查无论是对肺气肿还是慢性肺间质纤维化都有肯定的诊断价值，而且敏感性相当好。对肺间质纤维此不同的表现形式敏感，对病变分布、程度显示非常明确，比较能够反映纤维化病变的活动性，故作为影像学检查的首选。COPD 合并肺间质纤维化患者的 HRCT 表现为：①同时具备肺气肿及肺间质纤维化表现且肺气肿程度越重肺间质纤维化程度越重；②肺间质纤维化主要分布在双下肺，支气管血管束边缘毛糙和扭曲变形；③肺周围间质异常，小叶间隔增厚，胸膜下线，小叶内间质增厚，磨玻璃影；④牵张性支气管扩张及蜂窝状改变为肺间质纤维化的不可逆改变。

九、诊断

（一）病史诊断

诊断 COPD 时，首先应全面采集病史，包括症状、既往史和系统回顾、接触史。症状包括慢性咳嗽、咳痰、气短。既往史和系统回顾应注意：出生时有无低体重，童年时期有无哮喘、变态反应性疾病、感染及其他呼吸道疾病史如结核病史；有无 COPD 和呼吸系统疾病家族史；有无 COPD 急性加重和住院治疗病史；有无相同危险因素（吸烟）的其他疾病，如心脏疾病、外周血管和神经系统疾病；有无不能解释的体重下降；有无其他非特异性症状，如喘息、胸闷、胸痛和晨起头痛；注意吸烟史（以包年计算）及职业、环境有害物质接触史等。

COPD 的诊断应根据临床表现、危险因素接触史、体征及实验室检查等资料综合分析确定。考虑 COPD 的主要症状为慢性咳嗽、咳痰和（或）呼吸困难及危险因素接触史，存在不完全可逆性气流受限是诊断 COPD 的必备条件。肺功能测定指标是诊断 COPD 的金标准：用支气管舒张剂后 $FEV_1/FVC<70\%$ 可确定为不完全可逆性气流受限。凡有吸烟史及（或）环境职业污染接触史及（或）咳嗽、咳痰或呼吸困难史者均应进行肺功能检查。COPD 早期轻度气流受限时可有或无临床症状。胸部 X 线检查有助于确定肺过度充气的程度及与其他肺部疾病鉴别。

（二）严重程度分级

COPD 严重程度分级是基于气流受限的程度，目前分为 4 级。气流受限是诊断 COPD 的主要指标，也反映了病理改变的严重程度。由于 FEV_1 下降与气流受限有很好的相关性，故 FEV_1 的变化是严重程度分级的主要依据。此外，还应考虑临床症状及合并症的程度。

（1）Ⅰ级（轻度 COPD）：其特征为轻度气流受限（$FEV_1/FVC<70\%$ 但 $FEV_1\geqslant$

80%预计值），通常可伴有或不伴有咳嗽、咳痰。此时患者本人可能还没认识到自己的肺功能是异常的。

（2）Ⅱ级（中度 COPD）：其特征为气流受限进一步恶化（50%≤FEV_1<80%预计值）并有症状进展和气短，运动后气短更为明显。此时，由于呼吸困难或疾病的加重，患者常去医院就诊。

（3）Ⅲ级（重度 COPD）：其特征为气流受限进一步恶化（30%≤FEV_1<50%预计值），气短加剧，并且反复出现急性加重，影响患者的生活质量。

（4）Ⅳ级（极重度 COPD）：为严重的气流受限（FEV_1<30%预计值）或者合并有慢性呼吸衰竭。此时，患者的生活质量明显下降，如果出现急性加重则可能有生命危险。

目前的 COPD 临床严重程度分级与既往相比，主要发生了下述变化：2002 年《COPD 诊治指南》（以下简称《指南》）中将具有慢性咳嗽、咳痰症状，而肺功能正常者定为 0 级，目的在于对 COPD 患者定期进行肺功能检测，及早发现气流受限，早期干预。但是，这些患者的确不属于 COPD，况且目前没有证据能够说明他们将来一定会发展为Ⅰ级。因此，《指南》（2007 年版）在临床严重度分级中也取消了 0 级（危险期）。原Ⅱ级（中度）中的ⅡA 与ⅡB 改为Ⅱ级（中度）与Ⅲ级（重度），将原来的Ⅲ级变为Ⅳ级（极重度），与 GOLD 及 ATS/ERS 最新版《COPD 指南》保持一致，有利于临床诊治工作和科学研究工作与国际上标准一致。

虽然 FEV_1 占预计值百分比对反映 COPD 严重程度、健康状况及病死率有用，但 FEV_1 并不能完全反映 COPD 复杂的严重情况。除 FEV_1 以外，已证明体重指数（BMI）和呼吸困难分级在预测 COPD 生存率等方面有意义。如果将 FEV_1 作为反映气流阻塞（obstruction）的指标，呼吸困难（dyspnea）分级作为症状的指标，BMI 作为反映营养状况的指标，再加上 6min 步行距离作为运动耐力（exercise）的指标，将这四方面综合起来建立一个多因素分级系统（BODE），被认为比 FEV_1 更好地反映 COPD 的预后。

（三）COPD 分期

COPD 病程可分为急性加重期与稳定期。COPD 急性加重期是指患者出现超越日常状况的持续恶化，并需改变基础 COPD 的常规用药，通常在疾病过程中，患者短期内咳嗽、咳痰、气短和（或）喘息加重，痰量增多，呈脓性或黏脓性，可伴发热等炎症明显加重的表现。稳定期则指患者咳嗽、咳痰、气短等症状稳定或症状轻微。

十、鉴别诊断

（一）常见表现鉴别诊断

1.支气管哮喘

COPD 多于中年后起病,哮喘则多在儿童或青少年期起病;COPD 症状缓慢进展,逐渐加重,哮喘则症状起伏大;COPD 多有长期吸烟史和(或)有害气体、颗粒接触史,哮喘则常伴过敏体质、过敏性鼻炎和(或)湿疹等,部分患者有哮喘家族史;COPD 时气流受限基本为不可逆性,哮喘时则多为可逆性。然而,部分病程长的哮喘患者已发生气道重塑,气流受限不能完全逆转;而少数 COPD 患者伴有气道高反应性,气流受限部分可逆。此时应根据临床及实验室所见全面分析,必要时做支气管激发试验、支气管扩张试验和(或)最大呼气流量(PEF)昼夜变异率进行鉴别。在部分患者中,这两种疾病可重叠存在。

2.支气管扩张

有反复发作咳嗽、咳痰特点,合并感染时有多量脓性痰,常反复咯血;肺部体征以固定性湿啰音为主;可有杵状指(趾);X 线检查下肺纹理紊乱或呈卷发状,支气管造影或 CT 显示支气管扩张、管壁增厚。

3.嗜酸性粒细胞性支气管炎

患者常有过敏史,有慢性干咳或晨起少量黏稠痰,无喘息,痰嗜酸性粒细胞>3%,肺功能正常,无气道高反应性,呼气峰期流速(PEF)变异率正常,应用皮质激素治疗有效。

4.肺结核

所有年龄均可发病;多有午后低热、乏力、盗汗等结核中毒症状;X 线胸片显示肺浸润性病灶或结节状空洞样改变;痰结核菌检查可明确诊断。

5.肺癌

患者年龄常在 40 岁以上,刺激性咳嗽,常伴咯血,胸部 X 线片及 CT 可发现占位病变或阻塞性肺不张或肺炎,痰脱落细胞及纤维支气管镜活检可明确诊断。

6.矽肺

有粉尘和职业接触史。症状无特异性,早期常感胸闷、胸痛,与呼吸、体位及劳动无关,气促症状较早出现,呈进行性加重。肺功能检查出现限制性通气功能障碍,同时可有弥散功能障碍,严重时可有低氧血症。X 线胸片是诊断矽肺的主要方法。主要表现为结节阴影(直径一般在 1~3mm)、网状阴影或(和)大片融合病灶。其次为肺门改变、肺纹理改变和胸膜改变,肺纤维化收缩使肺门上移,使增粗的肺纹呈垂柳状,并出现气管纵隔移位,肺门阴影密度增加,有时可见"蛋壳样钙化"的淋巴结,胸膜可有增厚、粘连或钙化改变。

7.闭塞性细支气管炎

发病年龄较轻,且不吸烟;可能有类风湿关节炎病史或烟雾接触史,胸部 CT 片在呼气相显示低密度影。

8.弥漫性泛细支气管炎

大多数为男性非吸烟者;几乎所有患者均有慢性鼻窦炎;持续性咳嗽,咳痰及活动后气短;两肺闻及间断性啰音,主要为水泡音,也可有干性啰音及捻发音;胸部 X 线为两肺弥漫性散在的小结节状阴影,常伴有肺过度充气,若病情进展可见两肺支气管扩张。胸部 CT 为小叶中心性小结节影。肺功能检查:$FEV_1 < 70\%$,$PaO_2 < 80mmHg$;血清冷凝集试验效价 $> 1:64$。

9.充血性心力衰竭

肺基底部可闻及细湿啰音;胸部 X 线片显示心脏扩大、肺水肿;肺功能测定显示限制性通气障碍(而非气流受限)。

(二)非典型表现鉴别诊断

COPD 合并肺间质纤维化需要与特发性肺间质纤维化相鉴别,两者发病年龄多在中年以上,均有慢性咳嗽、气短等症状,肺纤维化患者胸片上的网状纹理容易误诊为慢性支气管炎;特发性肺间质纤维化患者起病隐袭,主要表现为干咳、进行性呼吸困难,活动后明显;多数患者双肺下部可闻及 Velcro 啰音,50% 左右的患者出现杵状指(趾);肺功能检查为限制性通气功能障碍;胸部 HRCT 表现为双肺网状改变,晚期出现蜂窝肺,可伴有极少量磨玻璃样密度影。

十一、治疗

(一)COPD 稳定期治疗

1.一般治疗

教育与督促患者戒烟,迄今能证明可有效延缓肺功能进行性下降的措施仅有戒烟;学会自我控制病情的技巧,如腹式呼吸及缩唇呼吸锻炼等;了解赴医院就诊的时机;控制职业性或环境污染,避免或防止粉尘、烟雾及有害气体吸入。

2.药物治疗

药物治疗用于预防和控制症状,减少急性加重的频率和严重程度,提高运动耐力和生活质量。根据疾病的严重程度,逐步增加治疗,如果没有出现明显的药物不良反应或病情恶化,应在同一水平维持长期的规律治疗。根据患者对治疗的反应及时调整治疗方案。

(1)支气管扩张药。支气管扩张药可松弛支气管平滑肌、扩张支气管、缓解气流受限,是控制 COPD 症状的主要治疗措施。短期按需应用可缓解症状,长期规则应用可预防和减轻症状,增加运动耐力,但不能使所有患者的 FEV_1 都得到改善。与口服药物相比,吸入剂不良反应小,因此多首选吸入治疗。

主要的支气管扩张药有 β_2 受体激动药、抗胆碱药及甲基黄嘌呤类,根据药物的作用及患者的治疗反应选用。用短效支气管扩张药较为便宜,但效果不如长效制剂。不同作用机制与作用时间的药物联合可增强支气管扩张作用、减少不良反应。β_2 受体激动药、抗胆碱药物和(或)茶碱联合应用,肺功能与健康状况可获得进一步改善。

1)β_2 受体激动药。①用药方法。主要有沙丁胺醇、特布他林等,为短效定量雾化吸入剂,数分钟内开始起效,15～30min 达到峰值,持续疗效 4～5h,每次剂量 100～200μg(每喷 100μg),24h 内不超过 12 喷。主要用于缓解症状,按需使用。福莫特罗为长效定量吸入剂,作用持续 12h 以上,与短 β_2 受体激动药相比,维持作用时间更长。福莫特罗吸入后 1～3min 起效,常用剂量为 4.5～9μg,每日 2 次。②治疗矛盾及对策。常见的不良反应有肌肉震颤,沙丁胺醇口服时约有 30％病例始终存在不同程度的肌肉震颤。但随着用药时间延长,而逐渐减轻或消失。一般不需要特殊处理,严重时应考虑停药。

用药过程中心脏的不良反应少见,除非注射给药或大剂量时才多见,用量超过治疗量数倍至数十倍。心脏的不良反应仅见窦性心动过速,并很少见心律失常的病例,也未见中毒致死,由此可见沙丁胺醇的安全性远较异丙肾上腺素与氨茶碱为大。用药过程中不需要进行血药浓度监测。

过量应用或与糖皮质激素合用时,有可能引起低钾血症。治疗量时很少使血浆钾下降,但剂量增大时,血钾下降,与剂量增加呈依赖关系。低钾血症可诱发心律失常,必要时应补充钾盐。还能引起血糖升高,并促进糖原异生作用,糖尿病患者应用时可能引起酮症酸中毒。

沙丁胺醇禁用于药物过敏者、甲状腺功能亢进患者及心律失常患者。心血管功能紊乱、糖尿病患者,服用单胺氧化酶抑制药(如三环类抗抑郁药)者慎用。对于伴有冠心病、高血压、心功能不全、心律失常的老年患者,应在医生的指导下减量使用。用药期间加强对心率、心律、血压等进行观察,以便及时处理,防止意外。

孕妇使用沙丁胺醇类药物可能引起胎儿心动过速、低血压和肌肉震颤,但为时较短,并且可完全恢复,因此孕妇在妊娠期间可以使用沙丁胺醇。分娩时使用沙丁胺醇可抑制子宫收缩而影响孕妇分娩,造成难产,故孕妇哮喘患者应在分娩前停用该药。

β_2 受体激动药反复应用时易发生减敏现象,使支气管扩张作用减弱及作用持续时间缩短,后者尤为明显。用药 1～2 周后即能发生减敏现象,但若继续用药,甚至长达 1 年以上,并无减敏现象加剧,这种现象不同于耐受性,故称为减敏现象。

2)抗胆碱药。①用药方法。异丙托溴铵气雾剂,可阻断 M 胆碱受体。定量吸入时开始作用时间比沙丁胺醇等短效 β_2 受体激动剂慢,但持续时间长,30～90min 达最大效果。维持 6～8h,剂量为 40～80μg(每喷 20μg),3～4 次/天。长期吸入可改善 COPD 患者的健康状况。噻托溴铵选择性作用于 M_3 和 M_1 受体,是一种长效吸入型抗胆碱能药物,也是首个每天只需使用一次即能显著、持久改善肺功能的吸入型药物,作用长达 24h 以上,吸入剂量为 18μg,1 次/天。噻托溴铵针对 COPD 的主要可逆性发病机制,即胆碱能相关的支气管痉挛发挥作用。大量临床研究证实,噻托溴铵(思力华)对 COPD 的病理生理具有持续改善作用,因而 COPD 患者长期规律使用思力华能有效改善动态过度充气和呼吸困难,显著提高运动耐量,明显减少和预防 COPD 急性加重,切实提高生活质量,并可能改善远期预后。噻托溴铵是 COPD 患者维持治疗的首选药物。②治疗矛盾及对策。抗胆碱药引起的不良反应很少,最常见的不良反应是口干,口干发生在治疗后的第 3～第 5 周,口干症状通常在患者持续治疗后消失,不必中断治疗。其次为咽炎、上呼吸道感染、口苦、短暂性变态反应、头痛、神经过敏、兴奋、眩晕。尿潴留只见于有易患因素的老年男性(如前列腺肥大)。室性心动过速和房颤通常见于易感患者。

研究同时显示,尽管高剂量组的不良反应发生率最高,但发生率及严重程度并不呈剂量依赖性变化。口干和便秘的发生率随年龄增长而增加。中重度肾功能不全(肌酐清除率≤50mL/min)患者,只有在预期利益大于可能产生的危害时,才能使用噻托溴铵。青光眼、前列腺肥大、尿潴留患者及对本药过敏者禁用。严重抗胆碱类药物中毒时,可应用胆碱酯酶抑制剂治疗。

3)茶碱类药物。①茶碱可解除气道平滑肌痉挛,广泛用于 COPD 的治疗。另外,还有改善心搏血量、舒张全身和肺血管、增加水盐排出、兴奋中枢神经系统、改善呼吸肌功能以及某些抗炎作用等。但总的来看,在一般治疗量的血药浓度下,茶碱的其他多方面作用不很突出。缓释型或控释型茶碱 1～2 次/天口服可达稳定的血药浓度,对 COPD 有一定效果。茶碱血药浓度监测对估计疗效和不良反应有一定意义。②茶碱的治疗量与中毒量极为接近,茶碱引起的不良反应与其血药浓度水平密切相关。血茶碱浓度>5mg/L 即有治疗作用,>15mg/L 时不良反应明显增加。吸烟、饮酒,服用抗惊厥药、利福平等可引起肝酶受损并缩短茶碱半衰期;老人、持续发热、心力衰竭和肝功能明显障碍者,同时应用西咪替丁、大环内酯类药物、氟喹诺酮类药物和口服避孕药等都可能使茶碱血药浓度增加。轻度毒性反应有恶心、呕吐、头痛、不安、失眠、易激动等;中度毒性反应除上述反应外,可见窦性心动过速与室性早搏;严重中毒可见室性心动过速、精神失常、惊厥、昏迷等反应,甚至呼吸、心跳停止而死亡。中毒严重程度与血药浓度几乎呈平行关系,血药浓度超过 $35\mu g/mL$,可引起严重毒性反应。因茶碱的生物利用度与体内消除速率的个体差异较大,各人的血浆药物浓度差距较大,故应进行血药浓度监测,制订个体化给药方案。

(2)糖皮质激素。COPD 患者是否需长期吸入激素治疗目前争议较大。哥本哈根城市肺病研究、欧洲呼吸学会 COPD 研究(EUROSCOP)和 COPD 吸入激素研究(ISOLIDE)是全球三个有影响的关于 COPD 长期吸入激素疗效的研究。哥本哈根与 EUROSCOP 的研究均未显示吸入激素对 COPD 患者的疗效,而 ISOLIDE 则表明吸入激素对 COPD 有一定疗效。吸入激素对 COPD 的疗效有待进一步研究确定。目前较一致的看法是长期规律地吸入糖皮质激素较适用于 $FEV_1 < 50\%$ 预计值(Ⅲ级和Ⅳ级)并且有临床症状及反复加重的 COPD 患者。这一治疗可减少急性加重频率,改善生活质量。对 COPD 患者不推荐长期口服糖皮质激素治疗。

(3)吸入性糖皮质激素/长效 β_2 受体激动药。长效 β_2 受体激动药(LABA)可针对气流受限等病理机制发挥治疗作用,改善 COPD 患者肺功能和肺过度充气状态,缓解呼吸困难,改善运动耐受能力。吸入性糖皮质激素(ICS)则通过抑制气道炎症反应,减少 COPD 患者急性加重发作次数、降低其死亡率。当 ICS 与 LABA 联合使用时,ICS 上调 β_2 肾上腺素受体,LABA 促进 ICS 受体的活化,二者可在细胞和分子水平发挥协同互补作用,从而进一步提高对 COPD 的临床疗效。目前已有布地奈德/福莫特罗、氟地卡松/沙美特罗两种联合制剂。

沙美特罗/丙酸氟替卡松(舒利迭,$50\mu g/500\mu g$)是目前唯一被中国食品药品监督管理局批准用于治疗 COPD 的 ICS/LABA 复合制剂。TRISTAN 研究结果显示,经舒利迭治疗 1d,COPD 患者肺功能即显著改善;治疗 52 周后,舒利迭组疗效优于安慰剂组、单用沙美特罗组和丙酸氟替卡松组;舒利迭组急性加重发生率低于单药治疗组及安慰剂组;与安慰剂相比,舒利迭可使中重度 COPD 急性加重发作减少 25%。TORCH 研究显示,与安慰剂相比,舒利迭治疗 3 年可使 COPD 患者所有原因死亡风险降低 17.5%,肺功能改善,肺功能下降速率延缓。舒利迭可实现 COPD 管理目标中大多数指标:缓解症状;预防疾病进展;改善运动耐受能力;改善健康状况;防治急性加重;降低死亡率。沙美特罗/丙酸氟替卡松(舒利迭),$50\mu g/500\mu g$)联合噻托溴铵(思力华,$18\mu g$)吸入治疗是目前最佳的 COPD 稳定期治疗方案。

糖皮质激素和 β_2 受体激动剂的不良反应在使用布地奈德/福莫特罗、氟地卡松/沙美特罗时都可出现,两药合并使用后,不良反应的发生率未增加。常见的不良反应如震颤和心悸能常可在治疗的几天内减弱或消失。其他不良反应有声嘶/发音困难、咽部刺激、头痛、口咽部念珠菌病及心悸,此外未发现别的不良反应。

(4)祛痰药(黏液溶解剂)。COPD 气道内可产生大量黏液分泌物,可促使继发感染,并影响气道通畅,应用祛痰药似有利于气道引流通畅,改善通气,但除少数有黏痰患者获效外,总的来说效果并不十分确切。常用药物有盐酸氨溴索、乙酰半胱氨酸等。

(5)抗氧化剂。COPD 气道炎症使氧化负荷加重,加重 COPD 的病理、生理变化。应用抗氧化剂如 N-乙酰半胱氨酸可降低疾病反复加重的频率。但目前尚缺乏长期、多中心临床研究结果,有待今后进行严格的临床研究考证。

(6)免疫调节药。对降低 COPD 急性加重严重程度可能具有一定的作用,但尚未得到确证,不推荐作为常规使用。

(7)疫苗。流感疫苗可减少 COPD 患者的严重程度和死亡率,可每年给予 1 次(秋季)或 2 次(秋、冬)。它含有灭活的或活的无活性病毒,应每年根据预测的病毒种类制备。肺炎球菌疫苗含有 23 种肺炎球菌荚膜多糖,已在 COPD 患者中应用,但尚缺乏有力的临床观察资料。

(8)中医治疗。辨证施治是中医治疗的原则,对 COPD 的治疗亦应据此原则进行。实践中体验到某些中药具有祛痰、支气管舒张、免疫调节等作用,值得深入研究。

3.氧疗

COPD 稳定期进行长期家庭氧疗对具有慢性呼吸衰竭的患者可提高生存率,对血流动力学、血液学特征、运动能力、肺生理和精神状态都会产生有益的影响。长期家庭氧疗指征是:①$PaO_2 \leqslant 55mmHg$ 或动脉血氧饱和度(SaO_2)$\leqslant 88\%$,有或没有高碳酸血症。②PaO_2 55~60mmHg,或 $SaO_2 < 89\%$,并有肺动脉高压、心力衰竭水肿或红细胞增多症(红细胞比容$>55\%$)。长期家庭氧疗一般是经鼻导管吸入氧气,流量1.0~2.0L/min,吸氧持续时间$>15h/d$。长期氧疗的目的是使患者在海平面水平、静息状态下,达到 $PaO_2 \geqslant 60mmHg$ 和(或)使 SaO_2 升至90%,这样才可维持重要器官的功能,保证周围组织的氧供。

4.康复治疗

康复治疗可以对进行性气流受限、严重呼吸困难而很少活动的患者改善活动能力、提高生活质量,是 COPD 患者一项重要的治疗措施。具体包括呼吸生理治疗、肌肉训练、营养支持、精神治疗与教育等多方面措施。在呼吸生理治疗方面包括帮助患者咳嗽,用力呼气以促进分泌物清除;使患者放松,进行缩唇呼吸以及避免快速浅表的呼吸以帮助克服急性呼吸困难等措施。在肌肉训练方面有全身性运动与呼吸肌锻炼,前者包括步行、登楼梯、踏车等,后者有腹式呼吸锻炼等。在营养支持方面,应要求达到理想的体重;同时避免过高碳水化合物饮食和过高热量摄入,以免产生过多二氧化碳。

5.外科治疗

(1)肺大疱切除术。在有指征的患者,术后可减轻患者呼吸困难的程度并使肺功能得到改善。术前胸部 CT 检查、动脉血气分析及全面评价呼吸功能对于决定是否手术是非常重要的。

(2)肺减容术。通过切除部分肺组织,减少肺过度充气,改善呼吸肌做功,提高运动能力和健康状况,但不能延长患者的寿命。主要适用于上叶明显非均质肺气肿,康复训练后运动能力仍低的一部分患者,但其费用高,属于实验性姑息性外科的一种手术。不建议广泛应用。

(3)肺移植术。对于选择合适的 COPD 晚期患者,肺移植术可改善生活质量,改善肺功能,但技术要求高、花费大,很难推广应用。

(二)COPD 急性加重期的治疗

1.控制性氧疗

氧疗是 COPD 加重期住院患者的基础治疗。无严重合并症的 COPD 加重期患者氧疗后易达到满意的氧合水平($PaO_2 > 60mmHg$ 或 $SaO_2 > 90\%$)。但吸入氧浓度不宜过高,需注意可能发生潜在的 CO_2 潴留及呼吸性酸中毒,给氧途径包括鼻导管或 Venturi 面罩,其中 Venturi 面罩更能精确地调节吸入氧浓度。氧疗 30min 后应复查动脉血气,以确认氧合满意,且未引起 CO_2 潴留及(或)呼吸性酸中毒。

若是严重缺氧,则首先改善缺氧,缺氧改善后肺性脑病症状就可改善,尽管高浓度吸氧可引起 CO_2 潴留,但缺氧对机体的危害远远大于 CO_2 潴留。

2.抗生素

COPD 急性加重多由细菌感染诱发,故抗生素治疗在 COPD 加重期治疗中具有重要地位。当患者呼吸困难加重,咳嗽伴有痰量增多及脓性痰时,应根据 COPD

严重程度及相应的细菌分层情况,结合当地常见致病菌类型及耐药流行趋势和药物敏感情况尽早选择敏感抗生素。如对初始治疗方案反应欠佳,应及时根据细菌培养及药敏试验结果调整抗生素。通常 COPD Ⅰ级轻度或Ⅱ级中度患者加重时,主要致病菌多为肺炎链球菌、流感嗜血杆菌及卡他莫拉菌。属于Ⅲ级(重度)及Ⅳ级(极重度)COPD 急性加重时,除以上常见细菌外,尚可有肠杆菌科细菌、铜绿假单胞菌及耐甲氧西林金黄色葡萄球菌。发生铜绿假单胞菌的危险因素有:近期住院、频繁应用抗菌药物、以往有铜绿假单胞菌分离或寄植的历史等。抗菌治疗应尽可能将细菌负荷降至最低水平,以延长 COPD 急性加重的间隔时间。长期应用广谱抗生素和糖皮质激素易继发深部真菌感染,应密切观察真菌感染的临床征象并采用防治真菌感染的措施。

3.支气管舒张剂

短效 β_2 受体激动剂较适用于 COPD 急性加重期的治疗。若效果不显著,建议加用抗胆碱能药物(为异丙托溴铵、噻托溴铵等)。对于较为严重的 COPD 加重者,可考虑静脉滴注茶碱类药物。由于茶碱类药物血药浓度个体差异较大,治疗窗较窄,监测血清茶碱浓度对于评估疗效和避免不良反应的发生都有一定意义。β_2 受体激动剂、抗胆碱能药物及茶碱类药物由于作用机制不同,药代及药动学特点不同,且分别作用于不同大小的气道,所以联合应用可获得更大的支气管舒张作用。

4.糖皮质激素

COPD 加重期住院患者宜在应用支气管舒张剂基础上,口服或静脉滴注糖皮质激素,激素的剂量要权衡疗效及安全性,建议口服泼尼松 30~40mg/d,连续7~10d 后逐渐减量停药。也可以静脉给予甲泼尼龙 40mg,每天 1 次,3~5d 后改为口服。延长给药时间不能增加疗效,反而会使不良反应增加。

5.机械通气

可通过无创或有创方式给予机械通气,根据病情需要,可首选无创性机械通气。机械通气,无论是无创或有创方式都只是一种生命支持方式,在此条件下,通过药物治疗消除 COPD 加重的原因使急性呼吸衰竭得到逆转。进行机械通气患者应有动脉血气监测。

(1)无创性机械通气。COPD 急性加重期患者应用 NIPPV 可降低 $PaCO_2$,减轻呼吸困难,从而降低气管插管和有创呼吸机的使用,缩短住院天数,降低患者病死率。使用 NIPPV 要注意掌握合理的操作方法,提高患者依从性,避免漏气。正常肺从功能残气量(FRC)至高位拐点(UIP),肺容量的变化值超过 2400mL。由于范围较大,故在此区间行小或大潮气量通气均容许。但是 COPD 患者的 FRC 增加至 67% 以上,从 FRC 至 UIP 的肺容量空间常仅不足 1000mL,甚至 300~400mL。此时,若采用传统的较大潮气量与深慢呼吸频率相结合的方法行机械通气,则将会超过 UIP,产生过高压力使面罩漏气和胃胀气,导致面罩通气失败。因此初始面罩通气时应选择低压力小潮气量通气,待病情好转,FRC 下降后逐渐增加潮气量和减慢呼吸频率,这样患者就比较容易接受机械通气。

无创性正压通气在慢性阻塞性肺疾病加重期的应用指征如下。①适应证(至少符合其中 2 项):中至重度呼吸困难,伴辅助呼吸肌参与呼吸并出现胸腹矛盾运动,中至重度酸中毒(pH 7.30~7.35)和高碳酸血症($PaCO_2$ 45~60mmHg),呼吸频率>25 次/分。②禁忌证符合下列条件之一:呼吸抑制或停止;心血管系统功能不稳定(低血压、心律失常、心肌梗死);嗜睡、意识障碍或不合作者;易误吸者(吞咽反射异常,严重上消化道出血);痰液黏稠或有大量气道分泌物;近期曾行面部或胃食管手术;头面部外伤,固有的鼻咽部异常;极度肥胖;严重的胃肠胀气。

(2)有创性机械通气。在积极药物和 NIPPV 治疗后,患者呼吸衰竭仍进行性恶化,出现危及生命的酸碱失衡和(或)神志改变时宜用有创性机械通气治疗。有创性机械通气在 COPD 加重朝的具体应用指征:①严重呼吸困难,辅助呼吸肌参与呼吸,并出现胸腹矛盾。②呼吸频率>35 次/分。③危及生命的低氧血症(PaO_2 <40mmHg 或 PaO_2/FiO_2 <200mmHg)。④严重的呼吸性酸中毒(pH<7.25)及高碳酸血症。⑤呼吸抑制或停止。⑥嗜睡,意识障碍。⑦严重心血管系统并发症(低血压、休克、心力衰竭)。⑧其他并发症(代谢紊乱、脓毒血症、肺炎、肺血栓栓塞症、气压伤、大量胸腔积液)。⑨无创性正压通气治疗失败或存在无创性正压通气的使用禁忌证。

(3)COPD 机械通气的特点。COPD 患者呼吸功能主要消耗在高气道阻力上。气道峰压(IPAP)显著增高,常大于 35cmH_2O,其与平台压差显著增加,快频率的呼吸更为突出,故 COPD 患者应为慢而深的呼气延长式呼吸,有利于气体分布均匀,提高有效肺泡通气量,并同时降低 IPAP 和平台压。根据肺泡通气量与 $PaCO_2$ 的关系,当肺泡通气量降低致使 $PaCO_2$ >80mmHg 时,肺泡通气量与 $PaCO_2$ 呈陡直线性关系,此时只要轻微增加肺泡通气量即可明显降低 $PaCO_2$。COPD 因阻塞性通气障碍和气体陷闭常存在内源性 PEEP,故应外加 PEEP 以减少呼吸肌负荷。

使用最广泛的 3 种通气模式包括辅助控制通气(A-CMV)、压力支持通气(PSV)或同步间歇强制通气(SIMV)与 PSV 联合模式(SIMV+PSV)。因 COPD 患者广泛存在内源性呼气末正压(PEEPi),为减少因 PEEPi 所致吸气功耗增加和人机不协调,可常规加用一适度水平(一般为 PEEPi 的 70%~80%)的外源性呼气末正压(PEEP)。

(4)无创性机械通气和有创性机械通气的关系。COPD 急性加重期患者出现呼吸衰竭有应用 NIPPV 适应证者,首选 NIPPV。NIPPV 治疗后,患者呼吸衰竭仍进行性恶化时用有创性机械通气治疗。有创性机械通气治疗病情好转后,根据情况可采用无创机械通气进行序贯治疗。序贯通气是指呼吸衰竭患者先行有创通气后,在未达到拔管-撤机标准前即撤离有创通气,继之给予无创通气,从而减少有创通气时间和与之相关的并发症。到目前为止,有创-无创序贯通气的随机对照试验研究对象多为慢性阻塞性肺疾病(COPD)急性加重患者。重要的 4 项研究得出的结论基本相同,与单纯有创通气比较,有创-无创序贯通气可明显缩短有创通气时间,减少 VAP,缩短入住 ICU 时间,降低患者死亡率。实施序贯通气的关键是正确把握有创向无创的切换点。肺部感染控制窗(PIC)是较理想的切换点。在有创通气 6~7d 时,患者痰量减少、痰色变白、体温下降、胸片好转。这一肺部感染得以控制的阶段称为肺部感染控制窗。此时,痰液引流已非重要问题,呼吸肌疲劳成为主要问题。序贯应用无创通气可解决呼吸肌疲劳。

6.其他治疗措施

在出入量和血电解质监测下适当补充液体和电解质;注意维持液体和电解质平衡;注意补充营养,对不能进食者需经胃肠补充要素饮食或给予静脉高营养;对卧床、红细胞增多症或脱水的患者,无论是否有血栓栓塞性疾病史,均需考虑使用肝素或低分子肝素;注意痰液引流,积极排痰治疗(如刺激性咳嗽、叩击胸部、体位引流等方法);识别并治疗伴随疾病(冠心病、糖尿病、高血压等)及合并症(休克、弥漫性血管内凝血、上消化道出血、胃功能不全等)。

(三)COPD 出现自发性气胸的诊断治疗

COPD 并发自发性气胸,起病隐匿,症状不典型,病情进展快,易引起严重的呼吸衰竭。COPD 并发自发性气胸多呈张力型气胸,由于胸内压力高,气道陷闭,因而相应通气明显下降,V/Q 显著改变,产生大量分流,造成显著低氧血症,CO_2 进一步潴留,危及生命,须及早诊断,紧急治疗。

COPD 患者并发气胸时临床症状主要表现为呼吸困难,而胸痛较少。呼吸困难程度与肺压缩程度不一致,即使肺压缩<20% 也会出现严重的呼吸困难及发绀。COPD 患者发生气胸对,症状和体征常被原发病所掩盖,往往被认为原发病的加重而漏诊。故对平时有效的平喘药物,甚至加大剂量或建立人工气道应用呼吸机辅助呼吸也不能缓解呼吸困难时,应想到气胸的可能,及时做胸片检查,对高度可疑胸片无改变的隐蔽性气胸,应行 CT 扫描。

一旦怀疑 COPD 并发自发性气胸,要紧急联系床边胸片,必要时行胸部 CT 检查,以明确诊断及了解肺压缩程度,同时做血气分析,行心电监护。立即吸氧,必要时吸入支气管舒张药物,静脉应用甲泼尼龙,做好行气管插管机械通气的准备。

与一般气胸处理不同,COPD 并发气胸一经确诊,即使少量气体(肺压缩<20%),也需要立即行胸腔减压治疗,目前最常采用胸腔闭式引流术。如经过 1 周左右水封瓶闭式引流虽已无气体溢出,但胸片肺未复张,或水封瓶虽有大量气泡溢出,但患者症状无缓解,且有皮下气肿并逐渐加重时,可试加持续性或间歇性负压吸引,负压一般不大于 $10mmH_2O$。对治疗超过 3 周无好转者,可考虑胸腔内注入粘连剂造成无菌性胸膜炎,促使胸膜粘连。粘连剂种类很多,常用的有 50%葡萄糖注射液、自身鲜血、无菌滑石粉、红霉素、利多卡因。近年来对反复发作的 COPD 合并气胸患者,可采用电视胸腔镜下胸膜裂口局部喷涂粘连剂、激光、电凝、套扎、肺大疱切除术。对于一般情况好、能耐受手术者,可以考虑开胸手术治疗,以提高患者生活质量。

COPD 并发气胸患者出现呼吸衰竭,原则上先行胸腔闭式引流术,再行气管插管机械通气,要求低潮气量,PEEP 一般不超过 $5cmH_2O$,否则不利于破口的愈合。必要时应用镇静剂,甚至肌松剂。另外,这类患者要尽量选管径大的插管。未经减压或引流的张力性气胸是呼吸机的禁忌证,但只是相对禁忌证,紧急情况下可边行气管插管机械通气,边行胸腔闭式引流术。

(四)COPD 患者镇静剂的应用

COPD 患者出现烦躁的主要原因是缺氧和 CO_2 潴留,其他的原因如感染中毒性脑病、低钠血症、碱中毒、气胸、肺不张等,有些药物(如尼可刹米、茶碱、激素、喹诺酮、亚胺培南/西拉司丁等)也可引起。原则上首先要行病因治疗,如改善通气,纠正缺氧和 CO_2 潴留;抗感染;纠正低血钠;积极处理气胸和肺不张;停用相关药物等。

COPD 患者烦躁不合作,不仅使治疗难以进行,而且可加重脑部缺氧,如果引起患者出现烦躁的常见原因已得到有效纠正,这时需要使用镇静剂。镇静剂可以引起呼吸抑制,加重呼吸衰竭,诱导患者进入昏迷状态,使病情加重,甚至死亡,因此镇静剂的使用,要特别慎重。如果需要使用应该在权衡利弊的情况下,在确保随时可行气管插管机械通气治疗的条件下谨慎应用。要与患者家属充分沟通,使患者家属充分了解应用镇静剂的必要性及可能的风险,最好获得患者家属的书面签字同意。镇静剂产生的作用及不良反应因人而异,差异很大,应用时要密切观察患者神志、呼吸、心率等。

　　理想的镇静药应具备以下特点:起效快,剂量-效应可预测;半衰期短,无蓄积;对呼吸循环抑制最小;代谢方式不依赖肝肾功能;抗焦虑与遗忘作用同样可预测;停药后能迅速恢复等。但目前尚无药物能符合以上所有要求。目前最常用的镇静药物为苯二氮䓬类,主要有地西泮和咪达唑仑。首选口服和肌内注射途径。初次剂量要小,采取分次镇静的方法。

　　地西泮具有抗焦虑和抗惊厥作用,作用与剂量相关,依给药途径而异。大剂量可引起一定的呼吸抑制和血压下降。静脉注射可引起注射部位疼痛。地西泮单次给药有起效快、苏醒快的特点,可用于急性躁动患者的治疗。但其代谢产物去甲西泮和奥沙西泮均有类似地西泮的药理活性,且半衰期长。因此反复用药可致蓄积而使镇静作用延长。用法:地西泮,5mg 肌内注射,效果不明显者 15～30min 可重复使用,直到患者镇静。正常情况下 24h 地西泮最大剂量 40～50mg。

　　咪达唑仑是苯二氮䓬类中相对水溶性最强的药物,其作用强度是地西泮的 2～3倍,其血浆清除率高于地西泮和劳拉西泮,故起效快、持续时间短、清醒相对较快,适用于治疗急性躁动患者。但注射过快或剂量过大时可引起呼吸抑制、血压下降,低血容量患者尤著,持续缓慢静脉输注可有效减少其不良反应。咪达唑仑长时间用药后会有蓄积和镇静效果的延长,在肾衰竭患者尤为明显,部分患者还可产生耐受现象。西咪替丁、红霉素和其他细胞色素 P450 酶抑制药可明显减慢咪达唑仑的代谢速率。用法:咪达唑仑,3～5mg 肌内注射,效果不明显者 15～30min 可重复使用,直到患者镇静。

　　极度烦躁患者,可给予氟哌啶醇,氟哌啶醇具有很强的抗兴奋躁动作用,不仅起效快,而且不抑制呼吸。小剂量氟哌啶醇 2.5～5mg 肌内注射,必要时 4～6h 重复使用,氟哌啶醇使用后有的患者出现锥体外系表现,大多短暂和可逆。还可引起剂量相关的 QT 间期延长,增加室性心律失常的危险,既往有心脏病史的患者更易出现此类不良反应。应用过程中须监测 ECG。

　　气管插管机械通气的患者,可以大胆使用镇静药,首选静脉途径,使用剂量和速度可不必严格控制,特别是上机初期,良好的镇静可立即改善通气,纠正缺氧,使患者的呼吸肌得到充分的休息,减少气压伤和气胸的发生。

(五)COPD 合并低钠血症的诊断治疗

　　COPD 患者在急性加重期时,电解质紊乱相当常见,以低钠血症最常见,低钠血症的发生常伴有低渗血症的存在,严重者引起低渗性脑病,该病属内科危急重症,病死率高,且常与肺性脑病并存,易被漏诊、误诊而延误治疗。

　　COPD 合并低钠血症的原因:严格限盐使摄钠量减少,致血钠补充不足;吸收障碍,由于 COPD 有心肺功能不全,组织、器官淤血,导致吸收功能下降;长期使用利尿剂或利尿过猛使水肿于短期内消失;大量出汗或呕吐使分泌增加;缺氧和肺部感染,引起肾血流量减少,导致抗利尿激素(ADH)增加;输液不当,过量输入低渗液体,而忽视钠盐的补充;长期使用糖皮质激素。

低钠血症无特殊临床表现,要早期诊断。应时刻警惕低钠的存在。尤其是出现精神症状时,不能仅考虑肺性脑病,应检查是否存在低钠。低钠可造成血浆渗透压下降,使水进入脑细胞,引起精神症状。要注意补钠适量,血钠要严密监测,防止过量补钠,尤其是稀释性低钠。当血清钠<125mmol/L 时,患者即使无临床表现,但已有亚临床型脑水肿,应及时处理。轻度或中度患者给予生理盐水静滴。重度患者给予 3%氯化钠注射液静脉滴注,低钠血症的纠正速率目前尚无理想的治疗方案,一般认为补钠原则应分次给予,宁欠勿过。补钠量可按以下公式计算:补钠克数=[142-血清钠(mmol)]×体重(kg)×0.2,首日给丢失钠量的 1/3~1/2,分2 次补给为宜,以免引起心肺功能损害及渗透压脱髓鞘综合征。剩余量酌情在 2~3d内补充,氯化钠浓度在 0.9%~3%内调整。注意限水,一般患者每日限水 1000mL左右,伴右心衰竭者每日限水 700mL 左右,输液速度宜缓慢,一般在 4~7d 内将血清钠纠正至正常。补钠应注意经静脉与经消化道相结合。除注意 Na^+ 的补充外,亦应注意 K^+、Mg^{2+} 的供给,同时也要防止酸碱平衡失调。

十二、预后

阻塞性肺气肿为缓慢的通气功能进行性下降的自然病程,当 FEV_1 下降至预计值的 25%以下时,则可能发生呼吸衰竭。首次呼吸衰竭发生后的 5 年生存率仅15%~20%,一般估计 FEV_1>1.2L 者可生存 10 年;FEV_1 为 1.01 者,约生存 5年;FEV_1<0.7L 者,生存期约 2 年。

第五节　支气管扩张

支气管扩张症是指近端中等大小支气管由于管壁的肌肉和弹性成分破坏,导致其管腔形成异常的、不可逆性扩张、变形。本病多数为获得性,多见于儿童和青年。大多继发于急、慢性呼吸道感染和支气管阻塞后,患者多有童年麻疹、百日咳或支气管肺炎等病史。临床表现主要为慢性咳嗽、咳大量脓痰和(或)反复咯血。近年来随着急、慢性呼吸道感染的恰当治疗,其发病率有减少趋势。

一、病因和发病机制

1.感染

感染是引起支气管扩张的最常见原因。肺结核、百日咳、腺病毒肺炎可继发支气管扩张。曲霉菌和支原体以及可以引起慢性坏死性支气管肺炎的病原体也可继发支气管扩张。

2.先天性和遗传性疾病

引起支气管扩张最常见的遗传性疾病是囊性纤维化。另外,可能是由于结缔组织发育较弱,马方综合征也可引起支气管扩张。

3.纤毛异常

纤毛结构和功能异常是支气管扩张的重要原因。卡塔格内(Kartagener)综合征表现为三联征,即内脏转位、鼻窦炎和支气管扩张。本病伴有异常的纤毛功能。

4.免疫缺陷

一种或多种免疫球蛋白的缺陷可引起支气管扩张,一个或多个 IgG 亚类缺乏通常伴有反复呼吸道感染,可造成支气管扩张。IgA 缺陷不常伴有支气管扩张,但它可与 IgG_2 亚类缺陷共存,引起肺部反复化脓感染和支气管扩张。

5.异物吸入

异物在气道内长期存在可导致慢性阻塞和炎症,继发支气管扩张。

二、病理

支气管扩张常常是位于段或亚段支气管管壁的破坏和炎性改变,受累管壁的结构,包括软骨、肌肉和弹性组织破坏,被纤维组织替代。扩张的支气管内可积聚稠厚脓性分泌物,其外周气道也往往被分泌物阻塞或被纤维组织闭塞所替代。

(1)扩张的好发部位:下叶多于上叶,左侧多于右侧,其次为右肺中叶。

原因:下叶多于上叶是由于下叶支气管易发生引流不畅。

左侧多于右侧是因为:①左下支气管较右下更细长。②左支气管与大气管的角度较大。③左支气管受心脏压迫,易发生引流不畅。

(2)分为柱状扩张、囊状扩张、不规则扩张 3 种类型。

(3)管壁结构破坏,管腔扩大,腔内多量分泌物,黏膜损伤,支气管动脉扩张,血管瘤。

三、病理生理

早期病变轻而且局限时,肺功能测定可在正常范围。病变范围较大时,表现为阻塞性通气障碍。当病变严重而广泛,且累及胸膜时,则表现为以阻塞性为主的混合性通气功能障碍。肺内动-静脉样分流,以及弥散功能障碍导致低氧血症。少数患者病情进一步发展,出现肺动脉高压,并发肺源性心脏病。

四、临床表现

(一)症状

支气管扩张病程多呈慢性经过,可发生于任何年龄。幼年时有麻疹、百日咳或流感后肺炎病史,或有肺结核、支气管内膜结核、肺纤维化等病史。典型症状为慢性咳嗽、咳大量脓痰和反复咯血。咳痰在晨起、傍晚和就寝时最多,每天可达100～400mL。咳痰通畅时患者自感轻松;痰液引流不畅,则感胸闷,全身症状亦明显加重。痰液多呈黄绿色脓样,合并厌氧菌感染时可有臭味。收集全日痰静置于玻璃瓶中,数小时后可分为3层:上层为泡沫,中层为黄绿色浑浊脓液,下层为坏死组织沉淀物。90%患者常有咯血,程度不等。有些患者,咯血可能是其首发和唯一的主诉,临床上称为"干性支气管扩张",常见于结核性支气管扩张,病变多在上叶支气管。若反复继发感染,患者时有发热、盗汗,乏力,食欲减退,消瘦等。当支气管扩张并发代偿性或阻塞性肺气肿时,患者可有呼吸困难、气急或发绀,晚期可出现肺心病及心肺功能衰竭的表现。

部分患者(1/3)可有杵状指(趾),全身营养不良。

(二)体征

早期或干性支气管扩张可无异常肺部体征,病变重或继发感染时常可闻及下胸部、背部固定而持久的局限性粗湿啰音,有时可闻及哮鸣音,部分慢性患者伴有杵状指(趾)。出现肺气肿、肺源性心脏病等并发症时有相应体征。

五、实验检查及其他辅助检查

1.低氧血症

感染明显时血白细胞增多,核左移。痰有恶臭,培养可见致病菌。药敏的细菌学检查,针对囊性纤维化的汗液试验、血清免疫球蛋白测定（B 淋巴细胞）、淋巴细胞计数和皮肤试验（T 淋巴细胞）、白细胞计数和分类（吞噬细胞）、补体成分测定（CH_{50}、C_3、C_4）。

2.肺功能检查

肺功能损害为渐进性,表现为阻塞性通气障碍,FEV_1、FEV_1/FVC、PEF 降低。后期可有低氧血症。

3.X 线胸片

可无异常(占 10％)或肺纹理增多、增粗,排列紊乱。囊状支气管扩张在胸片上可见粗乱肺纹理中有多个不规则蜂窝状(卷发状)阴影,或圆形、卵圆形透明区,甚至出现小液平,多见于肺底或肺门附近。柱状支气管扩张常表现为"轨道征",即在增多纹理中出现两条平行的线状阴影(中央透明的管状影)。

4.胸部 CT

对支气管扩张显示能力取决于 CT 扫描方法、扩张支气管的级别及支气管扩张的类型,CT 诊断囊状支气管扩张较柱状支气管扩张可靠性更大。支气管扩张的CT 表现与支气管扩张类型、有无感染及管腔内有无黏液栓有关。

5.纤维支气管镜检查

通过纤维支气管镜检查可明确扩张、出血和阻塞部位。可进行局部灌洗,取得灌洗液做涂片革兰染色或细菌培养,对协助诊断及治疗均有帮助。通过支气管黏膜活检可有助于纤毛功能障碍的诊断。

六、诊断和鉴别诊断

(一)诊断

根据反复咳脓痰、咯血的病史和既往有诱发支气管扩张的呼吸道感染病史,CT 显示支气管扩张的异常影像学改变,即可明确诊断为支气管扩张。纤维支气管镜检查或局部支气管造影,可明确出血、扩张或阻塞的部位。还可经纤维支气管镜进行局部灌洗,采取灌洗液标本进行涂片、细菌学和细胞学检查,进一步协助诊断和指导治疗。

(二)鉴别诊断

需与支气管扩张鉴别的疾病主要为慢性支气管炎、肺脓肿、肺结核、先天性肺囊肿、支气管肺癌和弥漫性泛细支气管炎等,仔细研究病史和临床表现,以及参考胸片、CT、纤维支气管镜和支气管造影的特征常可做出明确的鉴别诊断。下述要点对鉴别性诊断有一定参考意义。

(1)慢性支气管炎多见于中年以上的患者,冬春季节出现咳嗽、咳痰或伴有喘息,多为白色黏液痰,并发感染时可有脓痰。

(2)肺脓肿有急性起病过程,畏寒、高热,当咳出大量脓痰后体温下降,全身毒血症状减轻。X 线可见大片致密炎症阴影,其间有空腔及液平面,急性期经有效抗生素治疗后,可完全消退。

(3)肺结核多有低热、盗汗、全身乏力、消瘦等结核中毒症状,伴咳嗽、咳痰、咯血,痰量一般较少。啰音一般位于肺尖,胸片多为肺上部斑片状浸润阴影,痰中可找到结核杆菌,PCR 法结核杆菌 DNA 阳性。

(4)先天性肺囊肿多于继发感染后出现咳嗽、咳痰、咯血,病情控制后胸片表现为多个边界清晰的圆形阴影,壁薄,周围肺组织无浸润。

七、治疗

(一)治疗基础疾病

对活动性肺结核伴支气管扩张应积极抗结核治疗,低免疫球蛋白血症可用免疫球蛋白替代治疗。

(二)控制感染

出现痰量增多及其脓性成分增加等急性感染征象时需应用抗生素。可依据痰革兰染色和痰培养指导抗生素应用,但在开始时常需给予经验治疗(如给予氨苄西林、阿莫西林或头孢克洛)。存在铜绿假单胞菌感染时,可选择口服喹诺酮类,静脉给予氨基糖苷类或第三代头孢菌素。对于慢性咳脓痰的患者,除使用短程抗生素外,还可考虑使用疗程更长的抗生素,如口服阿莫西林或吸入氨基糖苷类,或间断并规则使用单一抗生素以及轮换使用抗生素。

(三)改善气流受限

支气管舒张剂可改善气流受限,并帮助清除分泌物,对伴有气道高反应及可逆性气流受限的患者常有明显疗效。

(四)清除气道分泌物

化痰药物,以及振动、拍背和体位引流等胸部物理治疗均有助于清除气道分泌物。为促进分泌物清除,应强调体位引流和雾化吸入重组脱氧核糖核酸酶,后者可通过阻断中性粒细胞释放 DNA 而降低痰液黏度。

(五)外科治疗

如果支气管扩张为局限性,且经充分的内科治疗仍顽固反复发作者,可考虑外科手术切除病变肺组织。如果大出血来自于增生的支气管动脉,经休息和抗生素等保守治疗不能缓解反复大咯血时,病变局限者可考虑外科手术,否则采用支气管动脉栓塞术治疗。对于那些尽管采取了所有治疗仍致残的病例,合适者可考虑肺移植。

八、预后

取决于支气管扩张的范围和有无并发症。支气管扩张范围局限者,积极治疗预后良好。支气管扩张范围广泛者易损害肺功能,甚至发展至呼吸衰竭,引起死亡。大咯血也可严重影响预后。

第六节　支气管哮喘

支气管哮喘是由多种细胞(包括气道炎症细胞,如嗜酸性粒细胞、肥大细胞、T淋巴细胞、中性粒细胞,结构细胞如气道上皮细胞、气道平滑肌细胞等)和细胞组分参与的气道慢性炎症性疾患。这种慢性炎症导致气道高反应性,通常出现广泛多变的可逆性气流受限,反复发作性的喘息、气急、胸闷或咳嗽等症状,常在夜间和(或)清晨发作、加剧,多数患者可自行缓解或经治疗缓解。

一、诊断

1.临床表现

(1)大多数哮喘起病于婴幼儿,诱发哮喘的原因主要是吸入过敏原、病毒性上呼吸道感染、剧烈活动或接触某些刺激性气味。某些哮喘患者的哮喘发作或加剧与其职业有关,临床上称为职业性哮喘。

(2)部分患者起病前可出现发作先兆如流清涕、频繁喷嚏、鼻咽部发痒、眼部发痒、胸闷。

(3)哮喘严重程度不同的患者临床表现可有很大差异,典型哮喘发作为呼气性呼吸困难,表现为气憋、喘息,轻者表现为胸闷或顽固性咳嗽(咳嗽变异性哮喘)。

(4)大多数哮喘患者发作具有明显昼夜节律即夜间或清晨发作或加剧。

(5)某些哮喘患者哮喘发作具有季节规律,如过敏性哮喘常在夏秋季发作。

(6)早期患者脱离过敏原后症状可以迅速缓解,或给予正规治疗后缓解。典型发作者双肺可闻及散在或弥漫性以呼气相为主的哮鸣音,不同程度的急性发作体征可有很大差异。

2.辅助检查

(1)血常规:嗜酸性粒细胞增多($<10\%$),合并感染时白细胞或中性粒细胞增多,全身使用糖皮质激素后可使白细胞总数、中性粒细胞百分比增高。

(2)痰液检查:患者无痰咳出时,可通过诱导痰方法进行检查。涂片在显微镜下可见较多嗜酸性粒细胞。

(3)动脉血气分析:哮喘发作时由于气道阻塞且通气分布不均,通气/血流比值失衡,可致肺泡-动脉血氧分压差($A-aDO_2$)增大;严重发作时可有缺氧,PaO_2降低,由于过度通气可使$PaCO_2$下降,pH上升,表现为呼吸性碱中毒。若重症哮喘,病情进一步发展,气道阻塞严重,可有缺氧及CO_2滞留,$PaCO_2$上升,表现为呼吸性酸中毒。若缺氧明显,可合并代谢性酸中毒。

(4)呼吸功能检查。

1)通气功能检测:在哮喘发作时呈阻塞性通气功能改变,呼气流速指标均显著下降,第1秒用力呼气容积(FEV_1)、1秒率(第1秒用力呼气量占用力肺活量比值$FEV_1/FVC\%$)以及最大呼气流量(MEF)均减少。肺容量指标可见用力肺活量减少、残气量增加、功能残气量和肺总量增加,残气占肺总量百分比升高。缓解期上述通气功能指标可逐渐恢复。病变迁延、反复发作者,其通气功能可逐渐下降。

2)支气管激发试验(BPT):一般适用于通气功能在正常预计值的70%以上的患者。如FEV_1下降≥20%,可诊断为激发试验阳性。通过剂量反应曲线计算使FEV_1下降20%的吸入药物累积剂量($PD_{20}-FEV_1$)或累积浓度($PC_{20}-FEV_1$),可对气道反应性增高的程度做出定量判断。

3)支气管舒张试验(BDT):用以测定气道可逆性。阳性诊断标准:①FEV_1较用药前增加12%或以上,而且其绝对值增加200mL或以上;②PEF较治疗前增加60L/min或增加≥20%。

4)呼气峰流速(PEF)及其变异率测定:若24h内PEF或昼夜PEF波动率≥20%,也符合气道可逆性改变的特点。

(5)胸部X线检查:早期在哮喘发作时可见两肺透亮度增加,呈过度通气状态;在缓解期多无明显异常。如并发呼吸道感染,可见肺纹理增加及炎性浸润阴影。同时要注意肺不张、气胸或纵隔气肿等并发症的存在。

(6)特异性变应原的检测:哮喘患者大多数为过敏体质,对众多的变应原和刺激物敏感。测定变应性指标结合病史有助于明确病因,脱离致敏因素的接触。

1)体外检测:可检测患者的特异性IgE,过敏性哮喘患者血清特异性IgE可较正常人明显增高。

2)在体试验:皮肤过敏原测试,需根据病史和当地生活环境选择可疑的过敏原进行检查,可通过皮肤点刺等方法进行,皮试阳性提示患者对该过敏原过敏。

3.诊断步骤和要求

(1)明确有无支气管哮喘。

(2)确定其诱因。

(3)临床分期、分度。

(4)评估哮喘控制水平。

4.诊断标准

(1)反复发作喘息、气急、胸闷或咳嗽,多与接触变应原、冷空气,物理或化学性刺激,病毒性上呼吸道感染,运动等有关。

(2)发作时在双肺可闻及散在或弥漫性,以呼气相为主的哮鸣音,呼气相延长。

(3)上述症状可经治疗缓解或自行缓解。

(4)症状不典型者(如无明显喘息或体征)应至少具备以下一项试验阳性。

1)支气管激发试验或运动试验阳性。

2)支气管舒张试验阳性[第 1 秒用力呼气容积(FEV_1)增加 12% 以上,且 FEV_1 增加绝对值 $>200mL$]。

3)最大呼气流量(MEF)日内变异率或昼夜波动率 $\geqslant 20\%$。

(5)除外其他疾病所引起的喘息、气急、胸闷和咳嗽。

符合(1)～(3)、(5)条者或(4)、(5)条者可诊断为支气管哮喘。根据哮喘发作规律和临床表现,哮喘可分为急性发作期、慢性持续期及缓解期。

(6)支气管哮喘可分为急性发作期、非急性发作期。

1)急性发作期是指气促、咳嗽、胸闷等症状突然发生或症状加重,常有呼吸困难,以呼气流量降低为其特征,常因接触变应原等刺激物或治疗不当所致。哮喘急性发作时按严重程度分为轻度、中度、重度和危重 4 级。

2)非急性发作期(又称慢性持续期):许多哮喘患者即使没有急性发作,但在相当长的时间内仍不同频度和(或)不同程度地出现症状(喘息、咳嗽、胸闷等),肺通气功能下降。哮喘控制水平分为控制、部分控制和未控制 3 个等级。

5.鉴别诊断

(1)慢性支气管炎:多发生在中老年,有长期吸烟史,表现为冬春季反复发作的咳嗽、咯痰,多以上呼吸道感染为诱因,起病缓慢,查体有散在湿啰音或干啰音,缓解速度慢,或缓解期仍有症状。发作期外周血和痰中白细胞及中性粒细胞增多。肺功能检测支气管舒张试验阴性,PEF 变异率小于 15%。

(2)肺气肿:中老年发病,多有长期大量吸烟史,一般体力活动可诱发加重,休息后可以缓解,临床表现为气短,气不够用,肺气肿体征可长期存在,X 线检查有肺气肿征象。肺功能表现为支气管舒张试验阴性,RV、TLC、RV/TLC% 均增高,DLCO 降低。

(3)急性左心衰竭:见于有高血压、冠心病、糖尿病等疾病病史的中老年人,发病季节性不明显,感染,劳累,输液过多、过快为诱因。查体可发现双肺底湿啰音,心脏增大,奔马律等。坐起,应用快速洋地黄、利尿剂、扩血管药物可以缓解。X线可见柯氏B线、蝶形阴影。心电图有心律失常或房室扩大。超声心动图可发现心脏解剖学异常。血BNP检测多大于500ng/mL。

(4)上气道内良、恶性肿瘤,上气道内异物,其他原因引起的上气道阻塞。

(5)肺嗜酸性粒细胞增多症(PIE),变态反应性支气管肺曲菌病,嗜酸性细胞性支气管炎、肉芽肿性肺病(Churg-Strauss综合征)。

(6)弥漫性泛细支气管炎(DPB)、肺栓塞。

(7)支气管肺癌、纵隔肿瘤等。

二、治疗

1.哮喘急性发作时的治疗

哮喘急性发作的治疗取决于发作的严重程度以及对治疗的反应。治疗的目的在于尽快缓解症状、解除气流受限和低氧血症,同时还需要制定长期治疗方案以预防再次急性发作。

对于具有哮喘相关死亡高危因素的患者,需要给予高度重视,这些患者应当尽早到医疗机构就诊。高危患者包括:

(1)曾经有过气管插管和机械通气的濒于致死性哮喘的病史。

(2)在过去1年中因为哮喘而住院或看急诊。

(3)正在使用或最近刚刚停用口服激素。

(4)目前未使用吸入激素。

(5)过分依赖速效 β_2 受体激动剂,特别是每月使用沙丁胺醇(或等效药物)超过1支的患者。

(6)有心理疾病或社会心理问题,包括使用镇静剂。

(7)有对哮喘治疗计划不依从的历史。

轻度和部分中度急性发作可以在家庭或社区治疗。家庭或社区的治疗措施主要为重复吸入速效 β_2 受体激动剂,在第1小时每20min吸入2～4喷。随后根据治疗反应,轻度急性发作可调整为每3～4h 2～4喷,中度急性发作每1～2h 6～10喷。如果对吸入性 β_2 受体激动剂反应良好(呼吸困难显著缓解,PEF占预计值>80%或个人最佳值,且疗效维持3～4h),通常不需要使用其他的药物。如果治疗反应不完全,尤其是在控制性治疗的基础上发生的急性发作,应尽早口服激素(泼尼松龙 0.5～1mg/kg 或等效剂量的其他激素），必要时到医院就诊。

部分中度和所有重度急性发作均应到急诊室或医院治疗。除氧疗外，应重复使用速效 β_2 受体激动剂，可通过压力定量气雾剂的储雾器给药，也可通过射流雾化装置给药。推荐在初始治疗时连续雾化给药，随后根据需要间断给药（每 4h 1次）。联合使用 β_2 受体激动剂和抗胆碱能制剂（如异丙托溴铵）能够取得更好的支气管舒张作用。茶碱的支气管舒张作用弱于 SABA，不良反应较大，应谨慎使用。对规则服用茶碱缓释制剂的患者，静脉使用茶碱应尽可能监测茶碱血药浓度。中重度哮喘急性发作应尽早使用全身激素，特别是对速效 β_2 受体激动剂初始治疗反应不完全或疗效不能维持，以及在口服激素基础上仍然出现急性发作的患者。口服激素与静脉给药疗效相当，不良反应小。推荐用法：泼尼松龙 30～50mg 或等效的其他激素，每日单次给药。严重的急性发作或口服激素不能耐受时，可采用静脉注射或滴注，如甲基泼尼松龙 80～160mg，或氢化可的松 400～1000mg 分次给药。地塞米松因半衰期较长，对肾上腺皮质功能抑制作用较强，一般不推荐使用。静脉给药和口服给药的序贯疗法有可能减少激素用量和不良反应，如静脉使用激素2～3d，继之以口服激素 3～5d。不推荐常规使用镁制剂，可用于重度急性发作（FEV_1 25％～30％）或对初始治疗反应不良者。

重度和危重哮喘急性发作经过上述药物治疗，临床症状和肺功能无改善甚至继续恶化，应及时给予机械通气治疗，其指征主要包括：意识改变、呼吸肌疲劳、$PaCO_2 \geq 45mmHg$ （1mmHg＝0.133kPa）等。可先采用经鼻（面）罩无创机械通气，若无效应及早行气管插管机械通气。哮喘急性发作机械通气需要较高的吸气压，可使用适当水平的呼气末正压（PEEP）治疗。如果需要过高的气道峰压和平台压才能维持正常通气容积，可试用允许性高碳酸血症通气策略以减少呼吸机相关肺损伤。

初始治疗症状显著改善，PEF 或 FEV_1 占预计值百分比恢复到个人最佳值60％者以上可回家继续治疗，PEF 或 FEV_1 为 40％～60％者应在监护下回到家庭或社区继续治疗，治疗前 PEF 或 $FEV_1 <$25％或治疗后＜40％者应入院治疗。在出院时或近期随访时，应当为患者制订一个详细的行动计划，审核患者是否正确使用药物、吸入装置和峰流速仪，找到急性发作的诱因并制订避免接触的措施，调整控制性治疗方案。严重的哮喘急性发作意味着哮喘管理的失败，这些患者应当给予密切监护、长期随访，并进行长期哮喘教育。

大多数哮喘急性发作并非由细菌感染引起，应严格控制抗菌药物的使用指征，除非有细菌感染的证据，或属于重度或危重哮喘急性发作。

2.慢性哮喘治疗

2009 年 GINA 提出了哮喘总体控制的概念,包括两个方面:实现日常控制和降低未来风险。对于慢性哮喘患者应当根据患者的病情严重程度,特别是哮喘控制水平制订长期治疗方案,之后进行评估、随访,根据控制水平调整治疗方案。哮喘药物的选择既要考虑药物的疗效及其安全性,也要考虑患者的实际情况,如经济收入和当地的医疗资源等。

对以往未经规范治疗的初诊哮喘患者可选择第 2 步治疗方案,若哮喘患者病情较重,应直接选择第 3 步治疗方案。从第 2 步到第 5 步的治疗方案中都有不同的哮喘控制药物可供选择。而在每一步中都应该按需使用缓解药物,以迅速缓解哮喘症状。

如果使用的治疗方案不能使哮喘得到有效控制,应该升级治疗直至达到哮喘控制为止。当哮喘控制并维持至少 3 个月后,治疗方案可以降级,推荐的减量方案如下:

(1)单独吸入中、高剂量糖皮质激素的患者,将吸入糖皮质激素剂量减少 50%。

(2)吸入糖皮质激素和长效 β_2 受体激动剂联合用药的患者,先将吸入激素剂量减少 50%,长效 β_2 受体激动剂剂量不变,当达到最低剂量联合治疗水平时,可选择改为每日 1 次联合用药或停用长效 β_2 受体激动剂,单用吸入激素治疗。

若患者使用最低剂量控制药物达到哮喘控制 1 年,并且哮喘症状不再发作,可考虑停用药物治疗。通常情况下,患者在初诊后 1~3 个月随访,以后每 3 个月随访一次。如出现哮喘发作时,应在 2 周至 1 个月内进行随访。

各地可根据当地的药物供应情况及经济水平灵活掌握。

第三章 肺部感染性疾病

第一节 社区获得性肺炎

社区获得性肺炎(CAP)是指在医院外罹患的感染性肺实质(含肺泡壁,即广义上的肺间质)炎症,包括具有明确潜伏期的病原体感染而在入院后潜伏期内发病的肺炎。CAP是威胁人类健康的常见感染性疾病之一,尽管抗微生物化学治疗等技术不断进步,但其病死率并没有下降。近年来,由于社会人口的老龄化、免疫损害宿主增加、病原体变迁和抗生素耐药率上升等原因,使CAP的诊治更为困难。此外,正确评价CAP的病情严重性,对选择治疗场所、抗生素的使用、是否给予呼吸及循环支持也十分重要。

一、诊断

1.临床表现

(1)发热:绝大多数CAP可出现发热,甚至高热,多呈急性起病,并可伴有畏寒或寒战。

(2)呼吸道症状:咳嗽是最常见的症状,大多伴有咳痰;病情严重者可有呼吸困难,病变累及胸膜时可出现胸痛,随深呼吸和咳嗽加重,少数患者出现咯血,多为痰中带血,或少量咯血。一般细菌引起的肺炎咳痰量较多,且多为黄脓痰,并可伴有异味,而病毒和非典型病原体引起的肺炎多为干咳。真菌引起的肺炎咯血较其他病原菌常见,且可出现大咯血。个别CAP患者可完全没有呼吸道症状。

(3)其他症状:常见症状包括头痛、乏力、纳差、肌肉酸痛、出汗等,相对少见症状有咽痛、恶心、呕吐、腹泻等。老年人肺炎呼吸道症状少,而精神不振、神志改变、活动能力下降、食欲不振、心悸、憋气及血压下降多见。

(4)体征:常呈热性病容,重者有呼吸、脉搏加快,甚至出现发绀及血压下降。典型者胸部检查可有患侧呼吸运动减弱,触觉语颤增强,叩诊浊音,听诊闻及支气管呼吸音或支气管肺泡呼吸音,可有湿啰音。如果病变累及胸膜可闻及胸膜摩擦音,出现胸腔积液则有相应体征。胸部体征常随病变范围、实变程度、是否累及胸膜等情况而异。CAP 并发中毒性心肌炎或脑膜炎时出现相应的异常体征。

2.实验室检查

(1)血常规:白细胞(WBC)总数及嗜中性粒细胞计数多升高,可出现红细胞沉降率加快、C 反应蛋白升高,细菌引起的 CAP 血清降钙素原(PCT)多升高。部分患者可出现心肌酶、肝酶、肌酐、尿素氮升高及电解质紊乱。

(2)病原学检查:CAP 患者的病原学检查应遵循以下原则。①门诊治疗的轻、中度患者不必普遍进行病原学检查,只有当初始经验性治疗无效时才需进行病原学检查。②住院患者应同时进行常规血培养和呼吸道标本的病原学检查。凡合并胸腔积液并能够进行穿刺者,均应进行诊断性胸腔穿刺,抽取胸腔积液行胸液常规、生化及病原学检查。③侵袭性诊断技术,包括经支气管镜或人工气道吸引的下呼吸道标本,保护性支气管肺泡灌洗标本(BALF),保护性毛刷下呼吸道采集的标本(PSB)和肺穿刺活检标本,仅选择性地适用于以下 CAP 患者:经验性治疗无效或病情仍然进展者,特别是已经更换抗菌药物 1 次以上仍无效时;怀疑特殊病原体感染,而采用常规方法获得的呼吸道标本无法明确致病原时;免疫抑制宿主罹患 CAP 经抗菌药物治疗无效时;需要与非感染性肺部浸润性病变鉴别诊断者。

有关 CAP 病原体检测的标本、采集方法、送检、实验室检测方法及结果判定请参考中华医学会呼吸病学分会制定的社区获得性肺炎诊断和治疗指南。值得提出的是,呼吸道标本,尤其是痰标本容易受到口咽部细菌的污染,且不同的病原菌对培养基及培养方法的要求也不同,培养的阳性率也差别很大,故普通培养结果应密切结合临床进行判断。此外,考虑病毒和非典型病原体(肺炎支原体、军团菌及肺炎支原体)感染者应进行急性期和恢复期双份血清抗体检测,怀疑真菌感染者应进行 $1,3-\beta-D$ 葡萄糖抗原检测试验(G 试验)和半乳甘露糖抗原检测试验(GM 试验)。

3.辅助检查

影像学表现为肺部浸润性渗出影,呈片状或斑片状,实变及毛玻璃样阴影,个别患者可出现球型阴影,伴或不伴有胸腔积液,出现实变征者实变影内可见支气管充气征。其他 X 线表现尚可有间质性改变、粟粒或微结节改变、团块状改变、空洞形成等,但均少见。不同病原体所致肺炎其 X 线可以有一些不同的表现,但缺乏特异性,不能作为病原学诊断的依据。CAP 病变范围不一,轻者仅累及单个肺段或亚段,重者整个肺叶或多肺叶受累,甚至累及双侧肺脏;个别白细胞缺乏及严重肺气肿、肺大疱患者肺部可没有浸润影。

4.CAP 的临床诊断依据

(1)新近出现的咳嗽、咳痰或原有呼吸道疾病症状加重,并出现脓性痰,伴或不伴胸痛。

(2)发热。

(3)肺实变体征和(或)闻及湿性啰音。

(4)WBC$>10\times10^9$/L 或$<4\times10^9$/L,伴或不伴细胞核左移。

(5)胸部 X 线检查显示片状、斑片状浸润性阴影或间质性改变,伴或不伴胸腔积液。

以上 1~4 项中任何 1 项加第 5 项,并除外肺结核、肺部肿瘤、非感染性肺间质性疾病、肺水肿、肺不张、肺栓塞、肺嗜酸性粒细胞浸润及肺血管炎等后,可确立临床诊断。

5.CAP 病情严重程度的评价及治疗场所选择

满足下列标准之一,尤其是两种或两种以上条件并存时病情较重,建议住院治疗。

(1)年龄≥65 岁。

(2)存在以下基础疾病或相关因素之一:①慢性阻塞性肺疾病。②糖尿病。③慢性心、肾功能不全。④恶性实体肿瘤或血液病。⑤获得性免疫缺陷综合征(AIDS)。⑥吸入性肺炎或存在容易发生吸入的因素。⑦近 1 年内曾因 CAP 住院。⑧精神状态异常。⑨脾切除术后。⑩器官移植术后。⑪慢性酗酒或营养不良。⑫长期应用免疫抑制剂。

(3)存在以下异常体征之一:①呼吸频率≥30 次/分。②脉搏≥120 次/分。③动脉收缩压<90mmHg(1mmHg$=0.133$kPa)。④体温≥40℃或<35℃。⑤意识障碍。⑥存在肺外感染病灶如败血症、脑膜炎。

(4)存在以下实验室和影像学异常之一:①WBC$>20\times10^9$/L 或$<4\times10^9$/L,或中性粒细胞计数$<1\times10^9$/L。②呼吸空气时 $PaO_2<60$mmHg,$PaO_2/FiO_2<300$,或$PaCO_2>50$mmHg。③血肌酐(SCr)$>106\mu$mol/L 或血尿素氮(BUN)>7.1mmol/L。④血红蛋白<90g/L 或红细胞比容(HCT)$<30\%$。⑤血浆白蛋白<25g/L。⑥有败血症或弥漫性血管内凝血(DIC)的证据,如血培养阳性、代谢性酸中毒、凝血酶原时间(PT)和部分凝血活酶时间(APTT)延长、血小板减少。⑦X 线胸片显示病变累及 1 个肺叶以上,出现空洞,病灶迅速扩散或出现胸腔积液。不具备上述条件的患者为轻、中度肺炎,可门诊治疗,以节约医疗资源。

出现下列征象中 1 项或以上者可诊断为重症肺炎,病死率高,需密切观察,积极救治,有条件时,建议收住 ICU 治疗:意识障碍;呼吸频率≥30 次/分;PaO_2<60mmHg,PaO_2/FiO_2<300,需行机械通气治疗;动脉收缩压<90mmHg;并发感染中毒性休克。

6.CAP 耐药菌或特定病原菌感染的危险因素

(1)耐青霉素的肺炎链球菌易发生于下列患者:年龄<65 岁;近 3 个月内应用过 β-内酰胺类抗生素治疗;酗酒;多种临床合并症;免疫抑制性疾病(包括应用糖皮质激素治疗);接触日托中心的儿童。

(2)军团菌属感染多见于吸烟、细胞免疫缺陷(如器官移植)、肾衰竭或肝衰竭、糖尿病及恶性肿瘤患者。

(3)肠道革兰阴性菌感染多发生于居住在养老院,有心、肺基础病,有多种临床合并症,近期应用过抗生素治疗的患者。

(4)结构破坏性肺疾病(如支气管扩张、肺囊肿、弥漫性泛细支气管炎等),应用糖皮质激素(泼尼松>10mg/d),过去 1 个月中广谱抗生素应用>7d,营养不良,外周血中性粒细胞计数<$1×10^9$/L 的患者容易感染铜绿假单胞菌。

(5)接触鸟类者应想到鹦鹉热衣原体、新型隐球菌感染的可能。

(6)有吸入因素者多合并厌氧菌感染。

二、治疗

1.初始经验性抗菌治疗

经验性抗菌药物治疗应覆盖 CAP 常见病原菌,并根据患者年龄、有无基础疾病及病情的严重性,结合本地、本医院常见病原菌及对抗菌药物的敏感性合理选药。CAP 的诊断确定后应尽快给予抗菌药物治疗。对于需要住院或入住 ICU 的中、重度患者,入院后 4~6h 内开始治疗可提高临床疗效,降低病死率,缩短住院时间。

2.针对性抗菌治疗

明确 CAP 感染的病原菌后,应参考体外抗菌药物敏感性试验结果及时调整抗菌药物。由于呼吸道标本易受口咽部定植菌的污染,培养结果应密切结合临床,如初始经验性治疗效果显著,即使培养出的细菌对所选抗生素耐药,也不应更改治疗方案。

3.其他治疗

在抗菌治疗的同时应给予休息、对症支持治疗,痰液黏稠不易咳出者应给予祛痰药,并发呼吸、循环衰竭者应给予相应治疗。

4.疗效评价

初始治疗后 48～72h 应对治疗效果进行评价,治疗后一般状况改善,体温下降,呼吸道症状好转,白细胞总数及嗜中性粒细胞计数逐渐恢复表明治疗有效,X 线胸片病灶吸收一般出现较迟。凡症状明显改善,不一定考虑痰病原学检查结果如何,仍可维持原有治疗。症状显著改善后,胃肠外给药者可改用同类或抗菌谱相近或对致病原敏感的制剂口服给药,采用序贯治疗。初始治疗 72h 后症状无改善或一度改善又恶化,视为治疗无效,其常见原因和处理如下。

(1)药物未能覆盖致病菌或细菌耐药,结合实验室痰培养结果并评价其意义,审慎调整抗感染药物,并重复病原学检查。

(2)特殊病原体感染,如分枝杆菌、真菌、肺孢子菌,包括 SARS 和人禽流感在内的病毒或地方性感染性疾病。应重新对有关资料进行分析并进行相应检查,包括对通常细菌的进一步检测,必要时采用侵袭性检查技术,明确病原学诊断并调整治疗方案。

(3)出现并发症(脓胸、迁徙性病灶等)或存在影响疗效的宿主因素(如免疫损害),应进一步检查和确认,进行相应处理。

(4)CAP 诊断有误时,应重新核实 CAP 的诊断,明确是否为非感染性疾病。

5.疗程及出院标准

CAP 治疗的疗程取决于患者的基础疾病、病情严重性及致病菌,不宜将肺部阴影完全吸收作为停用抗菌药物的指证。对于普通细菌性感染,如肺炎链球菌,用药至患者热退后 72h 即可;对于金黄色葡萄球菌、铜绿假单胞菌、克雷伯菌属或厌氧菌等容易导致肺组织坏死的致病菌所致的感染,建议抗菌药物疗程≥2 周。对于非典型病原体,疗程应略长,如肺炎支原体、肺炎衣原体感染的建议疗程为10～14d,军团菌属感染的疗程建议为 10～21d。经有效治疗后,患者病情明显好转,同时满足以下 6 项标准时,可以出院(原有基础疾病可影响到以下标准判断者除外)。

(1)体温正常超过 24h。

(2)平静时心率≤100 次/分。

(3)平静时呼吸≤24 次/分。

(4)收缩压≥90mmHg。

(5)不吸氧情况下,动脉血氧饱和度正常。

(6)可以接受口服药物治疗,无精神障碍等情况。

三、预防

合理饮食,锻炼身体,增强体质,避免过度劳累和受凉,以及健康的生活方式,如戒烟、避免酗酒有助于减少肺炎的发生。预防接种肺炎链球菌疫苗可减少肺炎链球菌肺炎的发生,接种流感疫苗可减少流感及流感并发肺炎的可能性。

第二节　医院获得性肺炎

医院获得性肺炎(HAP)是指在入院时不处于潜伏期而入院≥48h后发生的肺炎,包括在医院内获得感染而于出院后48h内发病的肺炎。呼吸机相关性肺炎(VAP)和医疗保健相关性肺炎(HCAP)也包括在HAP范畴内。VAP是指气管插管/切开(人工气道)和机械通气(MV)后48~72h发生肺炎。HCAP包括感染前90d天内入住急性病医院2d以上的患者;在护理院或长期护理机构中生活者;最近30d内接受过静脉抗菌药物治疗、化疗或伤口护理;在医院或门诊接受血透治疗者。此外,一些重症HAP需要插管机械通气的患者,虽然不属于VAP,也应当按VAP类似的方法处理。发病时间<5d者为早发性HAP或VAP,≥5d者为晚发性HAP或VAP,二者在病原体分布和治疗上有明显区别。

一、诊断

由于临床复杂性,HAP的诊断比较困难,迄今为止,并无公认的金标准。主要根据临床症状、影像学资料、实验室检查,以及下呼吸道分泌物细菌培养结果,并分析多重耐药致病菌(MDR)感染的风险,寻求合理的临床和病原学诊断策略,目的是尽早给予足量恰当的抗菌药物治疗,同时根据微生物学培养和患者的临床治疗效果,及时降阶梯治疗,将疗程缩短到最短有效时间,从而避免过量使用抗菌药物。

1.临床表现

(1)急性起病为主,但因应用糖皮质激素/免疫抑制剂或因基础疾病导致机体反应性削弱者,起病可以比较隐匿。

(2)呼吸道症状:咳嗽、咳脓痰为基本症状,但也常因咳嗽反射受抑制而很少表现咳嗽和咳脓痰。在接受MV患者可以仅表现为紫绀加重、人机不协调等。

(3)全身症状和肺外症状:发热最常见,亦因人而异。重症HAP患者并发急性肺损伤和急性呼吸窘迫综合征以及合并左心衰竭、肺栓塞等。在接受MV患者一旦发生肺炎容易并发间质性肺气肿、气胸。

(4)体征:HAP患者可有肺实变体征和湿啰音,但视病变范围和类型而定。VAP患者则因人工通气的干扰致体征不明显或不典型。

2.辅助检查

(1)血常规:常白细胞(WBC)>10×10^9/L,中性粒细胞百分比增高,伴或不伴核左移。

(2)胸片:出现新的或渐进性渗出影,有的仅表现为支气管肺炎。VAP患者可以因为MV肺泡过度充气使浸润和实变阴影变得对比不强,也可以因为合并肺损伤、肺水肿或肺不张等而变得难以辨认,故需结合临床综合考虑。

(3)争取在抗菌药物治疗前收集下呼吸道分泌物进行培养。

3.诊断要点

(1)初步临床诊断:目前并无公认的金标准。

1)胸片提示新出现的或渐进性渗出灶。

2)体温>38℃。

3)近期出现的咳嗽、咳痰,或原有呼吸道症状加重,并咳脓痰。

4)肺部实变体征和(或)湿性啰音。

5)WBC>10×10^9/L,中性粒细胞百分比增高,伴或不伴核左移。

临床诊断标准:1)+2)~5)任何2条,是开始抗菌药物经验治疗的指征。

(2)病原学诊断。

1)下呼吸道分泌物定量培养有助于明确肺炎诊断及病原菌:疑似VAP者均应采取下呼吸道标本进行培养,并除外肺外感染,才能进行抗菌治疗。

2)如高度怀疑肺炎,无论下呼吸道标本涂片是否发现细菌,需要积极抗菌治疗。延迟初始抗菌治疗可增加HAP的病死率,因此不能为了明确诊断而延误治疗。

4.分析是否存在多重耐药致病菌(MDR)感染的危险因素

MDR主要包括铜绿假单胞菌、不动杆菌、克雷伯杆菌、肠杆菌、耐甲氧西林金黄色葡萄球菌。

(1)近3个月内使用过抗菌药物。

(2)住院时间≥5d。

(3)所在社区或医院病房存在高发耐药菌。

(4)有HCAP的危险因素,包括以前90d内有过≥2d的住院、居住在护理院或长期疗养院中、家庭输液治疗(包括抗菌药物)、30d内有长期透析、家庭伤口护理、家庭成员携带MDR。

(5)免疫抑制(疾病或药物所致)。

二、治疗

1.经验性抗菌治疗

由于延迟初始适当抗菌药物治疗将增加 HAP 的病死率,而不适当治疗不但增加病死率和延长住院时间,还可能造成细菌耐药,所以一旦高度怀疑 HAP,无论是否有细菌学结果,都应尽早开始经验性治疗。

选择抗菌药物时主要考虑以下几方面的因素。

(1)患者是否存在 MDR 病原菌感染的危险因素。

(2)对于晚发 HAP/VAP/HCAP 以及有 MDR 病原菌感染危险因素者,应使用广谱抗生素。

(3)无 MDR 病原菌感染危险因素的患者考虑使用窄谱抗菌药物。

2.针对性抗菌治疗

(1)铜绿假单胞菌:主张联合用药。传统的联合抗菌方案是抗假单胞菌 β-内酰胺类(包括不典型 β-内酰胺类)联合氨基糖苷类。如果有效,5～7d 即可停用氨基糖苷类。另一种联合用药方案是抗假单胞菌 β-内酰胺类联合抗假单胞菌的喹诺酮类。喹诺酮类药物在安全范围内可适当提高剂量。由于容易产生耐药,喹诺酮类在医院感染治疗中不宜作为一线用药,也不应单一使用。泛耐药菌株可选择黏菌素或多黏菌素。

(2)不动杆菌:比较有效的抗菌药物是亚胺培南、美罗培南、含舒巴坦的氨苄西林/舒巴坦、头孢哌酮/舒巴坦复方制剂多黏菌素或黏菌素。对于耐亚胺培南耐药或泛耐药不动杆菌所致 VAP 可选择含舒巴坦制剂联合氨基糖苷类,也推荐黏菌素或多黏菌素,后者需要警惕其肾毒性,在全身应用受限时亦可经呼吸道雾化吸入。此外,新上市的替加环素为四环素类衍生物,对耐碳青酶烯不动杆菌有确定疗效,可单用或联合应用,但需注意其消化道不良反应。

(3)产 ESBLs 肠杆菌科细菌:最有效的治疗药物是碳青霉烯类(包括无抗假单胞菌的帕尼培南和厄他培南),头霉素类亦有一定作用。

(4)MRSA:治疗 MRSA 肺炎可考虑使用标准剂量的万古霉素和利奈唑胺。

3.疗程

已接受适当初始治疗,无非发酵菌革兰阴性感染证据,且无并发症的 HAP、VAP 或 HCAP,若治疗效果良好者推荐短程治疗(7d),但需注意,对于铜绿假单胞菌或不动杆菌属菌则短疗程治疗的复燃率较高。

4.对症处理

包括退热、止咳、化痰、吸氧或机械通气等处理。

5.合并症的处理

对肺脓肿、胸腔积液等并发症的处理,积极穿刺抽液体。

6.经验治疗无效的常见原因

表现为类似肺炎的非感染性疾病(如肺不张、肺栓塞、肺出血或肿瘤等);未知病原或耐药病原菌;抗菌药物剂量不足;并发肺外感染,如脓胸、肺脓肿等并发症。

7.预防

(1)强化医院感染控制措施。

(2)开展 ICU 医院感染监测。

(3)减少口咽部和上消化道细菌定植与吸入(优选经口气管插管,做好口腔护理,半卧位,声门下分泌物引流等)。

(4)维护胃黏膜完整性与功能(尽可能采用肠内营养,应用胃黏膜保护剂预防消化道应激性溃疡,治疗休克和低氧血症等)。

(5)减少外源性污染。

(6)控制高血糖,合理输血。

第三节　肺炎链球菌肺炎

肺炎链球菌肺炎是由肺炎链球菌(又称肺炎球菌或肺炎双球菌)引起的急性肺部炎症,病变常呈叶、段分布,通常称为大叶性肺炎。肺炎链球菌常寄生在人体鼻咽部,根据荚膜多糖的抗原特性,肺炎链球菌可分为 86 个血清型,其中部分菌株致病力很强。这种细菌引起的肺炎在当前社区获得性肺炎中仍占首位。近年由于抗菌药物的广泛应用,致使本病的起病方式、症状及 X 线改变均不典型。

一、诊断

1.临床表现

(1)发病前常有受凉、淋雨、疲劳或上呼吸道感染等诱因,多有上呼吸道感染的前驱症状。发病急骤,高热(38.0~40.0℃)、寒战,伴全身肌肉酸痛、乏力等。可有患侧胸痛,放射至肩部或腹部,咳嗽或深呼吸时加剧。咳嗽,咳黏痰或脓性痰,血性痰或呈铁锈色痰。病变广泛者可有呼吸困难。部分患者可有消化道症状及神经系统症状。严重病例可发生感染性休克及中毒性心肌炎。

（2）体检：急性病容，呼吸急促，部分患者口角可有疱疹，病变广泛时可出现发绀。有败血症者，可出现皮肤、黏膜出血点，巩膜黄染。早期肺部体征常无明显异常。肺实变时叩诊呈浊音，语颤、语音增强，有支气管呼吸音。消散期可闻及湿啰音。严重感染时可伴休克、急性呼吸窘迫综合征及神经精神症状。

2.辅助检查

（1）血常规：白细胞计数$(10\sim20)\times10^9/L$，中性粒细胞百分比多在80％以上，可有核左移，细胞内可见中毒颗粒。血小板减少，凝血酶原时间延长。

（2）痰涂片及痰培养：可查见肺炎链球菌。部分患者血培养阳性。聚合酶链反应（PCR）及荧光标记抗体检测可提高病原学诊断率。如合并胸腔积液，可抽取积液进行细菌培养。

（3）血生化检查：可见血清酶学升高，部分患者可有血胆红素增高。动脉血气分析可正常，严重病例可有PaO_2及$PaCO_2$减低，pH增高，呈低氧及呼吸性碱中毒。休克合并代谢性酸中毒则pH降低。

（4）胸部X线检查：早期肺部有均匀淡片状阴影，典型表现为大片均匀致密阴影，可见支气管充气征，呈叶、段分布。可有少量胸腔积液。老年患者容易形成机化性肺炎。

二、治疗

1.抗菌药物治疗

目前首选仍然是青霉素，耐青霉素的肺炎链球菌在我国虽然已达20％，但高耐药株<2％，因此，对于普通耐药株通过提高青霉素剂量依然有效。青霉素剂量可用至1000万～2000万U/d。对青霉素过敏、耐青霉素者可用喹诺酮类（左氧氟沙星、莫西沙星），头孢噻肟、头孢曲松或厄他培南等药物，多重耐药菌株感染者可用万古霉素、替考拉宁、利奈唑胺等。

由于目前我国大多数地区肺炎链球菌对大环内酯耐药率高达70％，故对于已明确诊断的肺炎链球菌肺炎不推荐应用大环内酯类药物。

抗菌药物标准疗程通常为7～10d或更长，或在退热后3d停药或由静脉用药改为口服，维持数日。

2.支持治疗

患者应卧床休息，注意补充足够蛋白质、热量、水及维生素。

3.积极防治并发症

如肺外感染(脓胸、心肌炎、关节炎等)及感染性休克。

三、预后与预防

1.预后

大部分病例经过治疗可痊愈,甚至还能自愈。发生感染性休克者,病死率较高,经过积极治疗,大部分仍可治愈。合并菌血症的病死率为30%～76%,极少数发生 ARDS 者,病死率高。

2.预防

我国使用的肺炎球菌疫苗为"多价肺炎球菌疫苗"(纽莫法 23)。该疫苗经一次注射后,2～3 周产生保护性抗体,保护期至少持续 5 年,必要时,在一次注射后第 6 年再注射一次。

第四节 葡萄球菌肺炎

葡萄球菌肺炎是由葡萄球菌引起的急性化脓性肺部炎症,多发生于对葡萄球菌免疫力较差的机体,如有糖尿病、肝病、营养不良等基础疾病史者。皮肤感染灶(痈、疖、毛囊炎、蜂窝织炎、伤口感染)中的葡萄球菌可经血循环抵达肺部,引起多处肺实变、化脓及组织破坏,形成单个或多发性肺脓肿。葡萄球菌为革兰染色阳性球菌,分金黄色葡萄球菌及表皮葡萄球菌两类,以前者致病性较强。

一、诊断

(一)症状与体征

1.症状

(1)可有先驱的上呼吸道感染史,并有典型的流感症状。

(2)多数急性起病,血源性金黄色葡萄球菌肺炎常有皮肤疖痈史,皮肤烧伤、裂伤、破损等葡萄球菌感染史。有血管导管留置史者易并发感染性心内膜炎,患者有明显胸痛,呼吸困难,高热、寒战,而咳嗽、咳痰较少见,可有心悸、心力衰竭表现。部分患者有金黄色葡萄球菌败血症史,但找不到原发病灶。

(3)通常全身中毒症状突出,急起高热、乏力、大汗、肌肉关节痛,多为高热或一过性高热,呈稽留热型,寒战、咳嗽、咳黄脓痰、脓血痰、粉红色乳样痰,无臭味,胸痛和呼吸困难进行性加重,发绀。重者呼吸窘迫及血压下降,有少尿等末梢循环衰竭表现。少部分患者肺炎症状不典型,可呈亚急性起病。

(4)血行播散者早期以中毒表现为主,呼吸道症状不明显。患有慢性疾病及老年人、某些不典型病例可呈亚急性起病。

2.体征

(1)起病急骤,体温高达 39～40℃,呈稽留热型,有畏寒、寒战。

(2)有显著的毒血症状,如出汗、食欲不振、乏力,少数体质衰弱者可出现精神萎靡,甚至神志模糊。

(3)呼吸困难、发绀,起病数日后两肺听诊可有散在湿性啰音。

(4)注意腹部体征,尤其是肝部有无触痛、叩击痛等,有无皮肤特别是下肢是否有破损和感染灶存在,如有这些体征,肺炎则为血行播散所引起。

(二)辅助检查

1.白细胞计数

明显增高,一般在 $15×10^9$/L 以上,中性粒细胞百分比升高,伴核左移,并出现中毒颗粒。

2.细菌学检查

痰涂片革兰染色可见大量葡萄状球菌。痰培养可见葡萄球菌生长,凝固酶阳性者有助于诊断。血源性感染者血培养半数可呈阳性。

3.血气分析

PaO_2 及 $PaCO_2$ 可下降。

4.X 线胸片检查

两肺呈絮状、浓淡不匀的阴影,或呈多发性片状或球形阴影,病变在短期内变化很大。常出现多发性小的液平空洞,或呈现 1～6cm 大小的薄壁气囊肿。部分病例有脓胸、气胸或脓气胸的 X 线征象。

(三)诊断要点

(1)起病急,寒战、高热,胸痛、咳嗽、咳黄色脓痰或脓性血痰,痰量较多。伴呼吸困难和发绀,严重者出现周围循环衰竭。

(2)急性重病容,重症患者常意识障碍或昏迷。血压下降,皮肤黏膜可有出血点或脓点,脑膜、心包、肝、肾、脑等器官可发生转移性化脓性病灶。肺部体征早期不明显,当有支气管肺炎或脓肿形成时,可闻及湿啰音,但实变的体征较少见。如并发脓胸者,则患侧可闻及浊音,呼吸音降低。

(3)吸入性感染者常有流感或麻醉史,儿童多见,葡萄球菌经呼吸道吸入感染引起肺炎。血源性感染者,常有皮肤或手术感染病史,葡萄球菌经感染病灶进入血循环引起败血症或脓毒血症,经血行播散至肺。

(4)白细胞及中性粒细胞显著增多。痰涂片可见革兰阳性球菌,尤其白细胞内发现吞噬的球菌有诊断价值。痰和血培养获得凝固酶阳性的金黄色葡萄球菌可确立诊断。对流免疫电泳法测定胞壁酸抗体,滴度≥1∶4为阳性,特异性高,有助于快速诊断。

(5)胸部 X 线显示病程中炎性浸润、脓肿、肺囊肿、脓胸、脓气胸征象,且病灶具有多样性、多变性、易变性、速变性等重要特征。

(四)鉴别诊断

1.肺炎链球菌肺炎

也可表现为发热、咳嗽,血白细胞增多,X 线胸片示肺部呈段、叶分布的浸润性阴影,特征性痰呈铁锈色,而葡萄球菌肺炎痰为脓血性或黏液脓性。胸部 X 线片变化表现相对较慢,短时间内一般不出现脓腔或脓气胸。治疗上对 β-内酰胺类药物反应良好。痰、血或浆膜腔液等细菌学培养,可以明确诊断。

2.铜绿假单胞菌肺炎

可以发生于高龄、体弱及原有慢性基础疾病者,细菌入侵途径通常是上呼吸道、皮肤或消化道。除急性肺炎表现外,X 线胸片也可以呈多发性小脓肿表现,但铜绿假单胞菌肺炎痰呈翠绿色,较具特征性。痰或胸腔积液细菌培养有助于鉴别。

3.支气管扩张

支气管扩张继发细菌感染时,患者也有发热、咳嗽、咳脓痰等表现,在受凉或感冒等诱因下反复发作,X 线胸片表现为粗乱肺纹理中有多个不规则的环状透亮阴影或沿支气管的卷发状阴影。根据病史和 X 线胸片或胸部 CT 常可做出诊断。

4.急性肺脓肿

大多数肺脓肿主要由于吸入上呼吸道或口腔内含有细菌的分泌物引起,常发生于受凉、醉酒、昏迷和中毒等基础上,表现为寒战、高热、咳大量脓性痰等,血白细胞增多,X 线胸片上早期有单个或多个界限模糊的片状影,而后出现脓腔样改变。但痰呈霉臭味,培养常为混合细菌感染。血源性肺脓肿常并发于脓毒血症者,血培养常有致病菌生长。

二、治疗

1.一般治疗

卧床休息,多饮水,注意保暖,摄入足够蛋白质、热量、维生素,保持呼吸道湿化与通畅,必要时给氧。

2.药物治疗

经验性治疗须根据当地金黄色葡萄球菌流行趋势和病原菌可能来源选药。社区获得性金黄色葡萄球菌肺炎不首选青霉素,可考虑应用苯唑西林、头孢唑啉。若效果不好,进一步进行病原学检查并可考虑氨基糖苷类抗生素。住院患者则考虑首选氨基糖苷类抗生素。在经验性治疗中应尽可能获得病原学资料,并根据药物敏感试验结果及时修改治疗方案。针对治疗是指已通过细菌学检查确认了病原菌并取得了药物敏感资料,根据细菌药物敏感性针对选药。对青霉素敏感菌株,首选大剂量青霉素,过敏者可选用大环内酯类、林可霉素、半合成四环素类、第一代头孢菌素。大多数金黄色葡萄球菌产青霉素酶,且对甲氧西林耐药菌株不断增加,若为甲氧西林敏感菌株可选用氯唑西林、苯唑西林。另一类主要药物为头孢噻吩或头孢孟多及头孢唑林。第三代头孢类几乎无效。另外,林可霉素对90%～95%的患者有效。一般对甲氧西林耐药的菌株对所有β-内酰胺类抗生素均耐药,首选氨基糖苷类抗生素。另外还可选用万古霉素和去甲万古霉素及替考拉宁。

(1)苯唑西林:用药方法,供肌内注射时,每0.5g加灭菌注射用水2.8mL。肌内注射,成人每日4～6g,分4次给药;静脉滴注,成人每日4～8g,分2～4次给药,严重感染每日剂量可增加至12g。

轻、中度肾功能减退患者不需调整剂量,严重肾功能减退患者应避免应用大剂量,以防中枢神经系统毒性反应发生。

(2)头孢呋辛钠:肌内注射、静脉注射或静脉滴注。①肌内注射:0.25g注射用头孢呋辛钠加1mL注射用水或0.75g注射用头孢呋辛钠加3mL注射用水,轻轻摇匀使成为不透明的混悬液。②静脉注射:0.25g注射用头孢呋辛钠最少加2mL注射用水或0.75g注射用头孢呋辛钠最少加6mL注射用水,使溶解成黄色的澄清溶液。③静脉滴注:可将1.5g注射用头孢呋辛钠溶于50mL注射用水中或与大多数常用的静脉注射液配伍(氨基糖苷类除外)。

一般或中度感染:每次0.75g,每日3次,肌内或静脉注射。重症感染:剂量加倍,每次1.5g,每日3次,静脉滴注20～30min。

(3)头孢唑林:静脉缓慢推注、静脉滴注或肌内注射,成人每次0.5～1g,每日2～4次,严重感染可增加至每日6g,分2～4次静脉给予。

肾功能减退者的肌酐清除率每分钟大于50mL时,仍可按正常剂量给药;肌酐清除率为每分钟20～50mL时,每8h用药0.5g;肌酐清除率为每分钟11～34mL时,每12h用药0.25g;肌酐清除率每分钟小于10mL时,每18～24h用药0.25g。所有不同程度肾功能减退者的首次剂量为0.5g。

本品在老年人中 $t_{1/2}$ 较年轻人明显延长,应按肾功能适当减量或延长给药间期。

(4)万古霉素:万古霉素对细菌作用,主要是抑制细菌细胞壁的合成,还可改变细菌细胞的渗透性和 RNA 的合成,万古霉素对繁殖期的细菌具有杀灭作用。用药方法:缓慢静脉滴注,成人每日 1～2g,分 2～4 次给予。

不良反应:①快速静脉滴注万古霉素时或之后,可能发生类过敏性反应,包括低血压、喘息、呼吸困难、荨麻疹或瘙痒;同时亦可引起"红颈"或"红人"综合征,表现为皮肤潮红、瘙痒或麻刺感,心动过速,面颈、胸部和背部等出现红斑样皮疹和血压下降。通常在 20min 内即可解除。静脉滴注时间大于 60min,此类情况罕见发生。②引起肾毒性,偶可引起蛋白尿、管型尿、血尿等,对肾功能不全患者,应监测肾功能。③引起耳毒性,偶可引起听神经和听觉损害,耳鸣和高音性耳聋为早期症状。④偶有变态反应,药物热,皮疹(包括表皮脱落性皮炎),中性粒细胞减少,史密斯-约翰逊综合征,毒性表皮坏死松解,罕见脉管炎。

3.体位引流

脓(气)胸应及早胸腔置管引流。肺脓肿应告知患者按病变部位和全身情况做适当体位引流。

4.其他治疗

营养支持和心肺功能维护十分重要。伴随葡萄球菌心内膜炎的患者,应在抗生素治疗症状有改善时及早进行心脏赘生物的手术治疗。

三、病情观察

由于葡萄球菌肺炎的患者病情重,可出现生命体征的不稳定,因此须入住重症监护病房。主要观察治疗后患者中毒症状的改善程度,评估治疗疗效。同时要观察有无并发症,仔细检查体内有无未引流的感染病灶,定期 X 线胸片检查以评估疗效。

四、病历记录

1.门急诊病历

记录患者发热及咳嗽的时间,咳痰的性状,是否伴有呼吸困难;起病的急缓程度及病情发展的速度,有无毒血症状。既往史记录有无糖尿病、肝病及免疫功能缺陷史,是否有皮肤感染灶存在,如有,记录过去的诊断和治疗情况。体检记录患者的生命体征、肺部检查结果,辅助检查记录血常规、痰培养、X 线胸片等检查结果。

2.住院病历

详尽记录患者入院前门急诊的诊治经过、疗效如何等,重点记录患者入院后的诊治经过,反映治疗后的症状和体征改变。有重症肺炎时,须观察记录患者的血压、心率、血氧饱和度变化,以及采取治疗后的症状变化,病情危重时,记录与家属沟通谈话内容。

五、注意事项

1.医患沟通

应使患者及家属了解金黄色葡萄球菌致病力强、病情严重,尤其是耐药金黄色葡萄球菌引起的肺炎,治疗更困难、疗程长,以引起重视,能配合、支持治疗。另外,部分存在基础疾病、年老或免疫功能低下者,预后较差,须及时与家属沟通。金黄色葡萄球菌在住院患者中可以交叉感染,甚至有暴发流行,应注意在接触患者后及时认真洗手,进行呼吸治疗时戴手套,进行各种侵入性检查和治疗时要严格注意器械消毒、无菌操作,避免交叉感染。

2.经验指导

(1)临床上应注意的是,因健康人群中鼻前庭和咽喉处带菌率甚高,故仅根据痰中发现葡萄球菌尚不能作为诊断依据。若于痰涂片上发现白细胞内有吞噬的革兰阳性球菌则对本病诊断有较大帮助。X线胸片的改变对临床诊断有很大帮助,但应注意,部分患者早期可无异常,起病初期的动态 X 线检查十分重要。

(2)早期有效的抗生素治疗对本病的预后有十分重要的意义,及时正确地处理并发症也是影响本病预后的关键因素。葡萄球菌除对万古霉素、替考拉宁、利福平等少数抗生素敏感外,对多种抗生素耐药,葡萄球菌肺炎治疗的疗程宜长。无并发症者,疗程14～21d,有空洞性病灶或脓胸的,疗程为 4～6 周,继发于心内膜炎者疗程为 6 周或更长。

(3)应积极控制基础疾病,如糖尿病、肺部感染等。营养支持对疾病的转归也有十分重要的意义。中毒症状重、体温高、肝肾功能有损害的重症患者可短期内使用糖皮质激素。

(4)若证实有耐甲氧西林的金黄色葡萄球菌(MRSA)院内传播,应汇报给所在医院感染管理部门,明确感染途径,切断传染源。

第五节　肺炎克雷伯菌肺炎

肺炎克雷伯菌肺炎又称肺炎杆菌肺炎或 Friedlander 肺炎。是由肺炎克雷伯菌引起的急性肺部炎症,多见于老年、营养不良、慢性酒精中毒、已有慢性支气管及肺疾病和全身衰竭的患者。本病较多见于中年以上的男性患者,起病急剧,有高热、咳嗽、痰量多和胸痛,可有发绀、气急、心悸,约半数患者有畏寒,可早期出现休克。临床表现类似严重的肺炎球菌肺炎,但痰呈黏稠脓性,量多、带血,灰绿色或红砖色,胶冻状,但并非全部病例皆如此典型。X线显示肺叶或肺小叶实变,有多发性蜂窝状肺脓肿,叶间隙下坠。肺炎克雷伯菌肺炎虽只占细菌性肺炎的2%左右,但死亡率高(约30%)。

一、诊断

(一)症状和体征

1.症状

肺炎克雷伯菌肺炎发病急骤,部分发病前有上呼吸道感染症状,主要表现为畏寒、发热、咳嗽、咳痰、胸痛甚至呼吸困难,痰量多,黏稠,白痰或血痰,由血液和黏液混合成砖红色黏稠胶冻状,较为典型。常有气急、发绀、谵妄甚至衰竭,有的患者可出现恶心、呕吐、腹胀和腹泻等消化道症状。

2.体征

(1)急性病容,胸闷、气促、心悸,常伴有呼吸困难。

(2)严重者可有发绀、全身衰竭、休克和黄疸。

(3)两肺听诊可有散在湿性啰音,心率加快。

(4)注意肺部体征,尤其是肝脏有无触痛、叩击痛等,如有这些体征,提示肺部感染为继发于肝脏的感染。

(二)辅助检查

1.实验室检查

(1)血常规:血白细胞和中性粒细胞增多,见有核左移,少数患者白细胞减少。

(2)痰培养及血培养:痰培养可有肺炎克雷伯菌生长,血培养可分离出肺炎杆菌,阳性率20%~50%。

2.特殊检查

(1)X线胸片:提示大叶实变、小叶浸润和脓肿形成。大叶实变多位于右上叶,近半数患者累及一叶以上,重而黏稠的炎性渗出物可使叶间隙呈弧形下坠。

(2)腹部B超:可发现肝脏有无感染灶。

(三)诊断要点

(1)中老年男性,有酗酒史者多见。

(2)常有慢性支气管炎或其他肺部疾病、糖尿病、恶性肿瘤、器官移植或粒细胞减少症等基础疾病史。

(3)有发热、咳嗽、咳砖红色痰和呼吸困难等症状,肺部听诊闻及湿啰音。

(4)X线胸片示肺大片实变阴影,叶间裂下坠,伴多发脓肿及脓胸形成。

(5)痰、血及胸液培养出肺炎杆菌可确诊,致病菌检出也是与其他细菌性肺炎相鉴别的重要方法。

(四)鉴别诊断

1.金黄色葡萄球菌肺炎

发病急骤,有畏寒、高热、咳嗽、咳痰或胸痛等症,痰在早期为黏液性,逐渐出现脓痰,常并发气胸和脓胸。血白细胞计数增高显著,中性粒细胞比例增加,核左移。X线胸片表现大片状浸润,伴空洞者可见液平面。治疗上对青霉素敏感,耐甲氧西林青霉素金黄色葡萄球菌对头孢菌素不敏感。但真正的病原学鉴别还应依据痰、胸腔积液或血液的细菌学培养结果。

2.肺结核

有咳嗽、咳痰、咯血症状,并发其他细菌感染时,可有脓痰,X线胸片可有片状浸润影和空洞,并发胸膜炎时可有胸腔积液,但患者往往有低热、盗汗和消瘦等表现,外周血白细胞轻度增多,痰涂片可见到大量抗酸杆菌,抗结核治疗有效,可资鉴别。

3.其他革兰阴性杆菌肺炎

大肠杆菌、变形杆菌或铜绿假单胞菌肺炎等,临床表现与肺炎克雷伯菌肺炎有相似之处,鉴别依赖于反复的痰、分泌物或血液的细菌学检查。

二、治疗

肺炎克雷伯菌肺炎的治疗包括抗感染治疗和支持治疗。合理的抗生素选择应是根据药物敏感试验结果决定。经验性用药可选择广谱青霉素、第一代头孢菌素、第二代头孢菌素以及氨基糖苷类抗生素。广谱青霉素中可选择氨苄西林、哌拉西林以及与酶抑制剂混合的复合制剂。第一代头孢菌素以头孢唑啉和头孢拉定为首选。第二代头孢菌素可选用头孢呋辛、头孢孟多和头孢西丁等。氨基糖苷类可选用庆大霉素、阿米卡星或妥布霉素等。对重症感染多采用β-内酰胺类抗生素与氨基糖苷类合用。对多重耐药菌感染或难治性感染,可选用第三代头孢菌素、亚胺培南或氟喹诺酮类等。肺炎克雷伯菌肺炎的抗生素治疗疗程宜长,通常为3~4周。支持治疗包括气道引流通畅,适当吸氧,纠正水、电解质和酸碱失衡,补充营养等。

1.一般治疗

强调支持治疗,包括通畅气道、祛痰、止咳、吸氧等,注意纠正水、电解质和酸碱平衡,补充营养治疗。

2.药物治疗

首选药物为氨基糖苷类和头孢菌素类抗生素。可用头孢噻肟钠2g加入5％葡萄糖注射液250mL中静脉滴注,每日2次;或用头孢他啶2g加入5％葡萄糖注射液250mL中静脉滴注,每日2次,联用丁胺卡那0.6g加入5％葡萄糖氯化钠注射液500mL中静脉滴注,每日1次。如肺炎克雷伯菌对头孢噻肟钠、头孢他啶耐药,提示细菌产生超广谱β-内酰胺酶(ESBL),对所有头孢菌素耐药者,可用亚胺培南/西拉司丁(泰能)0.5g加入0.9％氯化钠注射液250mL中静脉滴注,每日3次;或用头孢哌酮/舒巴坦(舒普深)2.0g加入5％葡萄糖注射液250mL中静脉滴注,每日2次。

注意:肺炎克雷伯菌肺炎的抗生素疗程通常为3～4周。如确认为广谱β-内酰胺酶肺炎,则可根据药敏的结果选用抗生素。

三、病情观察

有高热、呼吸困难、休克等病情严重者须住院治疗。有基础疾病的患者,须进行生命体征监护,治疗中主要应观察治疗后症状是否改善,肺部体征、X线胸片、血白细胞计数等变化,评估治疗效应。如患者体温正常,咳嗽、咳痰和呼吸困难消失,X线胸片恢复正常,血常规正常,即为痊愈。

四、病历记录

1.门急诊病历

记录患者发热及咳嗽、咳痰的时间和程度,所咳痰的量、颜色及性状,是否伴有呼吸困难。记录起病的急缓程度及病情发展的速度。既往史中记录有无基础疾病,有无酗酒嗜好。体检记录患者的生命体征变化。辅助检查记录血、痰培养结果以及X线胸片和B超等检查结果。

2.住院病历

记录患者门急诊的诊治经过。重点记录患者入院后的诊治经过,详尽反映治疗后患者的症状和体征变化、疗效,同时须密切观察记录患者的血压、心率、脉搏的变化,以及给予相应治疗后的病情变化。

五、注意事项

1.医患沟通

肺炎克雷伯菌肺炎病死率较高,可达20％～50％,尤其易发生在酗酒、伴有菌血症、中性粒细胞减少、老年、病变广泛、有肺外并发症及原有基础疾病者。肺炎合并肺脓肿或坏死性改变恢复后,可能残留纤维化空洞,肺容量减少和肺功能受损,所有上述情况,应及时与家属交代病情和预后,以便患者及家属能理解、支持。

2.经验指导

(1)由于健康人口咽部带菌率达 1%～6%,单纯痰培养阳性对诊断肺炎克雷伯菌肺炎,应持谨慎态度,只有具有急性肺炎的症状、体征和痰或血培养阳性时可以确立诊断。X 线胸片虽具有特征性的表现,但不具有特异性。

(2)目前认为,无其他原发病灶而血培养阳性,或胸腔积液培养阳性,或经气管抽吸物或防污染毛刷获阳性培养结果,可确诊为肺炎克雷伯菌肺炎。

(3)本病的抗生素疗程一般为 2～3 周,发生空洞或脓胸者应诞长用药至 4～6 周或更长。及时清除肺内黏稠分泌物是降低患者死亡率的重要措施。

(4)若为社区获得性肺炎,则选用第二、第三代头孢菌素联合氨基糖苷类抗生素即可,而院内获得性肺炎克雷伯菌肺炎耐药性明显增加,并可产生超广谱 β-内酰胺酶,破坏包括第三、第四代头孢菌素在内的大多数 β-内酰胺类抗生素,治疗应选用头孢菌素类、碳青霉烯类或 β-内酰胺类/酶抑制剂。

(5)由于抗生素的广泛使用,本病临床血、痰培养阳性率不高,故治疗中不能过分强调、依赖痰和血培养的阳性结果。

第六节　衣原体肺炎

一、定义及概况

衣原体肺炎是由衣原体感染引起的肺部炎症。衣原体有沙眼衣原体(CT)、肺炎衣原体(CP)、鹦鹉热衣原体和家畜衣原体,与人类关系密切的为 CT 和 CP,偶见鹦鹉热衣原体肺炎。

二、病原学

衣原体是一种比细菌小但比病毒大的生物,具有两相生活环境,即具有感染性的原体(EB)和无感染性的始体(又称网状体 RB)。EB 颗粒呈球形,小而致密,直径 $0.2～0.4\mu m$,普通光学显微镜下勉强可见;EB 是发育成熟了的衣原体,主要存在于细胞外。RB 是衣原体在宿主细胞内发育周期的幼稚阶段,是繁殖型,不具感染性。

衣原体是专性细胞内寄生的、近似细菌与病毒的病原体,属于衣原体目、衣原体科(仅有一个科)、衣原体属,有 4 个种(即 C.pecorum,C.psittaci,C.trachomatis,C.pneumoniae)。其特点如下:①具有脱氧核糖核酸和 RNA 两种核酸,二分裂增殖,有核糖体和近似细胞壁的膜;②细胞内寄生,完全依赖宿主细胞供应能量(因缺乏 ATP 酶);③其生活周期分为细胞外期(即具有感染性的原始小体)和细胞内期(即增殖性的网状小体)两个时期;④用 Giemsa 或荧光抗体染色可在细胞核附近原浆查见衣原体包涵体;⑤衣原体基因组的 Mr(相对分子质量)为 660×10^6,比除支原体外的任何原核生物都小;⑥除可做涂片检查、补体结合试验及微量免疫荧光试验等检测方法外,还可直接做细胞培养分离衣原体;⑦四环素族、红霉素治疗效果好,喹诺酮及其他抗菌药物也有一定效果。

三、流行病学

血清流行病学显示,人类的衣原体感染是世界普遍性的,但具体的流行病学资料尚缺乏。

四、临床表现

轻症可无明显症状。青少年常有声音嘶哑、干咳,有时发热,咽痛等咽炎、喉炎、鼻窦炎、中耳炎和支气管炎等症状,且可持续数周之久,发生肺炎通常为轻型,与肺炎支原体感染的临床表现极为相似,并可能伴随肺外表现如红斑结节、甲状腺炎、脑炎和吉兰-巴雷(格林-巴利)综合征。成年人肺炎多较严重,特别是老年人往往必须住院和呼吸支持治疗。

五、实验室检查

1.肺部 X 线

显示肺亚段少量片状浸润灶,广泛实变仅见于病情严重者。X 线也可显示双侧间质性或小片状浸润,双肺过度充气。

2.血常规检查

大部分患者血白细胞在正常范围。

六、诊断和鉴别诊断

1.沙眼衣原体肺炎

1975 年有人开始报告新生儿衣原体肺炎,继发于包涵体脓性卡他之后。本病多由受感染的母亲传染,可眼部感染经鼻泪管传入呼吸道。症状多在出生后 2~12 周出现,起病缓慢,可先有上呼吸道感染表现,多不发热或偶有低热,然后出现咳嗽和气促,吸气时常有细湿啰音或捻发音,少有呼气性喘鸣。胸片显示双侧广泛间质和肺泡浸润,过度充气征比较常见,偶见大叶实变。周围血白细胞计数一般正常,嗜酸性粒细胞增多。鼻咽拭子一定要刮取到上皮细胞。也可用直接荧光抗体试验(DFA)、酶免疫试验(EIA)检测鼻咽标本沙眼衣原体抗原。血清学检查特异性抗体诊断标准为双份血清抗体滴度4倍以上升高,或 IgM>1：32,IgG>1：512。也可应用 PCR 技术直接检测衣原体 DNA。

2.鹦鹉热衣原体肺炎

来源于家禽接触或受染于鸟粪,是禽类饲养、贩卖和屠宰者的职业病。人与人的感染少见。病原体自分泌物及排泄物排出,可带菌很久。鹦鹉热衣原体通过呼吸道进入人体,在单核细胞内繁殖并释放毒素,经血流播散至肺及全身组织,引起肺实质及血管周围细胞浸润,肺门淋巴结肿大。潜伏期 6～14d,发病呈感冒样症状,常有 38.0～40.5℃的发热,咳嗽初期为干咳,以后有痰,呼吸困难或轻或重。有相对缓脉、肌痛、胸痛、食欲不振,偶有恶心、呕吐。如为全身感染,可有中枢神经系统感染症状或心肌炎表现,偶见黄疸。多有肝、脾肿大,需与伤寒、败血症鉴别。胸部 X 线检查,从肺门向周边,特别在下肺野可见磨玻璃样阴影中间有点状影。周围血白细胞数正常,红细胞沉降率在患病早期稍增快。肺泡渗出液的吞噬细胞内可查见衣原体包涵体。轻症患儿 3～7d 发热渐退,中症 8～14d,重症 20～25d 热退。病后免疫力减弱,可复发,有报道复发率达 21%,再感染率 10%左右。

3.肺炎衣原体肺炎

本症临床表现无特异性,与支原体肺炎相似。起病缓,病程长,一般症状轻,常伴咽炎、喉炎及鼻窦炎为其特点。上呼吸道感染症状消退后,出现干湿啰音等支气管炎、肺炎表现。咳嗽症状可持续 3 周以上。白细胞计数正常,胸片无特异性,多为单侧下叶浸润,表现为节段性肺炎,严重者呈广泛双侧肺炎。病原学检查与沙眼衣原体肺炎一样,以气管或鼻咽吸取物做细胞培养,肺炎衣原体阳性;或用荧光结合的肺炎衣原体特异性单克隆抗体来鉴定细胞培养中的肺炎衣原体。PCR 检测肺炎衣原体 DNA 较培养更敏感,但用咽拭子标本检测似不够理想,不如血清学检测肺炎衣原体特异性抗体。微量免疫荧光(MIF)试验检测肺炎衣原体仍最敏感。特异性 IgM 抗体≥1：16 或 IgM 抗体≥1：512 或抗体滴度 4 倍以上增高,有诊断价值。

七、治疗

衣原体肺炎的治疗原则与一般肺炎大致相同。

1.一般治疗

注意加强护理和休息,保持室内空气新鲜,并保持适当室温及湿度。保持呼吸道通畅,经常翻身更换体位。烦躁不安可加重缺氧,故可给予适量的镇静药物。供给热量丰富并含有丰富维生素、易于消化吸收的食物及充足水分。

2.抗生素治疗

(1)大环内酯类抗生素:常用的药物如下。

1)红霉素。衣原体肺炎的抗生素应首选红霉素,用量为 50mg/(kg·d),分 3～4 次口服,连用 2 周。重症或不能口服者,可静脉给药。眼泪中红霉素可达有效浓度,还可清除鼻咽部沙眼衣原体,可预防沙眼衣原体肺炎的发生。

2)罗红霉素。用量为 5～8mg/(kg·d),分 2 次于早晚餐前服用,连用 2 周。如在第 1 疗程后仍有咳嗽和疲乏,可用第 2 疗程。

3)阿奇霉素。口服吸收很好,最高血清浓度为 0.4mg/L,能迅速分布于各组织和器官。对衣原体作用强。治疗结束后,药物可维持在治疗水平 5～7d。$t_{1/2}$ 为 12～14h,每日口服 1 次,疗程短。以药物原形经胆汁排泄。与抗酸药物的给药时间至少间隔 2h。尚未发现与茶碱类、口服抗凝血药、卡马西平、苯妥英钠、地高辛等有相互作用。儿童(体重 10kg 以上)第一天每次 10mg/kg,以后 4d 每天每次 5mg/kg,1 次顿服,其抗菌作用至少维持 10d。

(2)磺胺异噁唑。用量为 50～70mg/(kg·d),分 2～4 次口服,可用于治疗沙眼衣原体肺炎。

(3)支持治疗。对病情较重、病程较长、体弱或营养不良者应输鲜血或血浆,或应用丙种球蛋白治疗,以提高机体抵抗力。

八、预后

衣原体肺炎治疗反应比支原体肺炎慢,如治疗过早停止,症状有复发趋势。年轻人一般治疗效果好,老年人病死率为 5%～10%。

九、预防

隔离,避免与病原体接触,锻炼身体。

第七节　支原体肺炎

一、定义及概况

支原体肺炎是由肺炎支原体引起的呼吸道和肺部的急性炎症。常同时有咽炎、支气管炎和肺炎。秋冬季节发病较多,但季节性差异并不显著。临床主要表现为发热、咽痛、咳嗽及肺部浸润,肺部 X 线征象可较明显,体征相对较少。

本病约占非细菌性肺炎的 1/3,或各种原因引起肺炎的 10%,常于秋季发病。患者中儿童和青年人居多,婴儿有间质性肺炎时应考虑支原体肺炎的可能性。

本病潜伏期和呼吸道带菌时间长,但病死率较低,约为 1.4%。

肺炎支原体过去称"非典型肺炎",该名称首次应用于 1938 年,描述一种常见的气管、支气管炎及症状。病原体于 1944 年由 Eaton 等首先自非典型肺炎患者的痰中分离,但直到 1961 年才被 Chanock 鉴定为肺炎支原体。

二、病理生理

支原体是一组原核细胞型微生物,介于细菌和病毒之间,是能在无细胞培养基上生长的最小微生物之一。无细胞壁,仅有三层结构的细胞膜,基本形态为杆状,长 $1 \sim 2 \mu m$、宽 $0.1 \sim 0.2 \mu m$,能在含有血清蛋白和甾醇的琼脂培养基上生长,$2 \sim 3$ 周后菌落呈煎蛋状,中间较厚,周围低平。

首次感染肺炎支原体后,病原体可在呼吸道黏膜内常驻,时间可长达数月(在免疫低下患者甚至可达数年),成为正常携带者。另外肺炎支原体可进入黏膜下和血流,并播散至其他器官。

肺炎支原体吸入呼吸道后,在支气管周围可有淋巴细胞和浆细胞浸润及中性粒细胞和巨噬细胞聚集,向支气管和肺蔓延,呈间质性肺炎或斑片融合性支气管肺炎。而且支原体通常存在于纤毛上皮之间,不侵入肺实质,通过细胞膜上神经氨酸受体位点,吸附于宿主呼吸道上皮细胞表面,抑制纤毛活动与破坏上皮细胞。

肺炎支原体致病性还可能与患者对病原体或其代谢产物的过敏反应有关。肺外器官病变的发生,可能与感染后引起免疫反应、产生免疫复合物和自身抗体有关。

肺炎支原体可附着并破坏呼吸道黏膜纤毛上皮细胞。在显微镜下,可见间质性肺炎、支气管炎和细支气管炎。支气管周围有浆细胞和小淋巴细胞浸润。支气管腔内有多形核白细胞、巨噬细胞、纤维蛋白束和上皮细胞碎片。

由于大环内酯类抗生素是临床上治疗支原体感染的首选药物,此类药物的广泛使用,导致支原体对大环内酯类抗生素耐药形势严峻。日本学者发现,2002年肺炎支原体对大环内酯类耐药为0,2003年耐药为5%,2004年为12.5%,2005年为13.5%,2006年上升至30.6%。而另有日本学者报道在2000～2003年上呼吸道感染患者分离的肺炎支原体中,有约20%对大环内酯类耐药。我国辛德莉等将2004年1月至2005年7月北京友谊医院临床确诊的肺炎支原体感染260例患儿留取鼻咽分泌物或咽拭子,经培养和鉴定阳性13例,分离的13例阳性株中有9株耐药,占69.2%,而且耐药株同时对阿奇霉素和交沙霉素耐药。可见肺炎支原体对大环内酯类耐药的形势十分严峻。

三、流行病学

血清流行病学显示,全球范围的肺炎支原体感染率较高。支原体肺炎以儿童及青年人居多,主要通过呼吸道飞沫传播。支原体肺炎冬季高发,症状持续1～3周。

在普通人群中,肺炎支原体感染常呈家庭内传播。在大中小学和集体单位可引起小范围的暴发和流行。儿童支原体肺炎有一定的流行规律,一般每3～4年流行一次。支原体肺炎占小儿肺炎的15%～20%,占成人肺炎的比例可达15%～50%。40岁以下的人群是支原体肺炎高发人群。

支原体肺炎的传染源是支原体肺炎患者和支原体携带者,主要通过口、鼻的分泌物在空气中传播,引起散发的呼吸道感染或者小流行。

四、临床表现

1.症状

大多数感染者仅累及上呼吸道。潜伏期2～3周,起病缓慢。潜伏期过后,表现为畏寒、发热,体温多在38～39℃,伴有乏力、咽痛、头痛、咳嗽、食欲缺乏、腹泻、肌肉酸痛、全身不适、耳痛等症状。发热可持续2～3周,体温恢复正常后可能仍有咳嗽。偶伴有胸骨后疼痛。少数患者有关节痛和关节炎症状。

咳嗽是肺炎支原体感染的特点,咳嗽初期为干咳,后转为顽固性剧烈咳嗽,无痰或伴有少量黏痰,特别是夜间咳嗽较为明显,偶可有痰中带血。由于持续咳嗽,患者可因肌张力增加而发生胸骨旁胸腔疼痛,但真正的胸膜疼痛较少见。

病情一般较轻,有时可重,但很少死亡。发热3d至2周,咳嗽可延长至6周左右。可有血管内溶血,溶血往往见于退热时,或发生于受凉时。

2.体征

体检示轻度鼻塞、流涕,咽中度充血、水肿。耳鼓膜常有充血、水肿,约15％有鼓膜炎。颈淋巴结可肿大。少数病例有斑丘疹、红斑或唇疱疹。胸部一般无明显异常体征,约半数可闻干性或湿性啰音,10％～15％病例发生少量胸腔积液。

3.并发症

可并发皮炎、鼓膜炎或中耳炎、关节炎等。中枢神经受累者,可见脑膜炎、脑炎及脊髓炎病变。可伴有血液病(急性溶血、血小板减少性紫癜)或雷诺现象(受冷时四肢间歇苍白或发绀并感疼痛),此时病程延长。心包炎、心肌炎、肝炎也有发现。

五、实验室检查

1.X线胸片检查

显示双肺纹理增多,肺实质可有多形态的浸润形,以下叶多见,也可呈斑点状、斑片状或均匀模糊阴影。约1/5有少量胸腔积液。肺部病变表现多样化,早期间质性肺炎,肺部显示纹理增加及网织状阴影,后发展为斑点片状或均匀的模糊阴影,近肺门较深,下叶较多。约半数为单叶或单肺段分布,有时浸润广泛,有实变。儿童可见肺门淋巴结肿大。少数病例有少量胸腔积液。肺炎常在2～3周内消散,偶有延长至4～6周者。

2.血常规检查

血白细胞总数正常或略增高,以中性粒细胞为主。

3.尿液分析

可有微量蛋白,肝功能检查可有转氨酶升高。

4.病原学检查

可采集患者咽部分泌物、痰、支气管肺泡灌洗液等进行培养和分离支原体。

肺炎支原体的分离,难以广泛应用,无助于早期诊断。痰、鼻和咽拭子培养可获肺炎支原体,但需时约3周,同时可用抗血清抑制其生长,也可借红细胞的溶血来证实阴性培养。此项检查诊断可靠,但培养技术难度大,烦琐费时,无助于本病的早期诊断。

5.血清学检查

血清学检查是确诊肺炎支原体感染最常用的检测手段,如补体结合试验、间接荧光抗体测定、间接血凝试验、酶联免疫吸附试验(ELISA)及生长抑制试验等。酶联免疫吸附试验最敏感,免疫荧光法特异性强。血清学方法可直接检测标本中肺炎支原体抗原,用于临床早期快速诊断。肺炎支原体IgM抗体阳性可作为急性感染的指标,尤其是在儿童患者。在成人,IgM 抗体阳性是急性感染的指标,但阴性时不能排除肺炎支原体感染,因为再次感染时 IgM 抗体可能缺如。

6.冷凝集试验

是临床上沿用多年的一种非特异性血清学诊断方法。由于冷凝集抗体出现较早,阳性率较高,下降也快,故在目前仍不失为一项简便、快速、实用和较早期的诊断方法,但其他微生物也可诱导产生冷凝素,故该试验不推荐用于肺炎支原体感染的诊断,必须结合临床及其他血清学检测进行判断。

如果血清病原抗体效价>1∶32;链球菌 MG 凝集试验效价≥1∶40 为阳性,连续两次 4 倍以上增高有诊断价值。

7.单克隆抗体

免疫印迹法、多克隆抗体间接免疫荧光测定、固相酶免疫技术 ELISA 法等可直接从患者鼻咽分泌物或痰标本中检测支原体抗原而确立诊断。此法快速、简便,但敏感性、特异性和稳定性尚待进一步提高。

8.核酸杂交技术及 PCR 技术等

具有高效、特异而敏感等优点,易于推广,对早期诊断肺炎支原体感染有重要价值。

六、诊断

(1)好发于儿童及青少年,常有家庭、学校或军营的小流行发生,有本病接触史者有助于诊断。

(2)发病缓慢,早期有乏力、头痛、咽痛等症状。多为中度发热,突出症状为阵发性刺激性咳嗽,可有少量黏痰或脓性痰,也可有血痰,部分患者无明显症状。

(3)肺部检查多数无阳性体征,部分患者可有干、湿啰音。

(4)周围血白细胞正常或稍增多,以中性粒细胞为主。

(5)血清免疫学检查:①红细胞冷凝集试验阳性(滴定效价 1∶32 以上),持续升高者诊断意义更大。一般起病后 2 周,约 2/3 患者冷凝集试验阳性,滴定效价大于 1∶32,特别是当滴度逐步升高时,有诊断价值。②链球菌 MG 凝集试验阳性(滴定效价 1∶40 或以上),后一次标本滴度较前次增高达 4 倍或以上诊断意义更大;约半数患者对链球菌 MG 凝集试验阳性。③血清特异性补体结合试验阳性[滴定效价(1∶40)~(1∶80)],2 周后滴度增高 4 倍,有重要诊断价值。

(6)痰液尤其是支气管吸出分泌物培养分离出肺炎支原体可确诊。

(7)X 线检查:肺部有形态多样化的浸润阴影,以肺下野斑片状淡薄阴影多见,肺门处密度较深。部分呈叶段性分布。

七、鉴别诊断

1.气管、支气管炎

大多数感染肺炎支原体的患者症状很轻,起始时主要表现为上呼吸道症状,肺部也没有体征,白细胞通常正常,此种情况下容易误诊为急性气管炎和支气管炎,但通过胸部影像学的检查一般不难鉴别。对于不易诊断的可做胸部 CT 确诊。

2.传染性非典型肺炎(SARS)

本病主要表现为发热等病毒感染的非特异性症状,实验室检查白细胞不升高或降低,特别表现为淋巴细胞数量的下降。由于 SARS 是新出现的一个疾病,易与支原体肺炎混淆。但 SARS 有很强的传染性,重症发生率高,对抗生素治疗无效,病情进展快。对于鉴别有困难的,可通过实验室检查进行鉴别。

3.肺嗜酸性粒细胞浸润症

多数支原体肺炎感染特征不是很明显,影像学特征又不具特异性,很容易与肺嗜酸性粒细胞浸润症、过敏性肺炎等混淆,但非感染性肺疾病一般在病理学上有其相应特征,及时进行检查有助于鉴别。

4.细菌性肺炎

临床表现较肺炎支原体肺炎重,X 线的肺部浸润阴影也更明显,且白细胞计数明显高于参考值上限。

5.流感病毒性肺炎或流感后并发细菌性肺炎

发生于流行季节,起病较急,肌肉酸痛明显,可能伴胃肠道症状。

6.腺病毒肺炎

多见于军营,常伴腹泻。

7.军团菌肺炎和衣原体肺炎

临床不易鉴别,明确诊断必须借助于病原的分离鉴定培养和血清学检查。

八、治疗

(1)早期使用适当抗生素可减轻症状,缩短病程至 7～10d。

大环内酯类抗生素是肺炎支原体感染的首选药物,红霉素、克拉霉素、多西环素治疗有效,可缩短病程。喹诺酮类(如左氧氟沙星、莫昔沙星等)、四环素类也用于肺炎支原体肺炎的治疗。疗程一般 2～3 周。因肺炎支原体无细胞壁,青霉素或头孢菌素类等抗生素无效。若继发细菌感染,可根据痰病原学检查结果,选用针对性的抗生素治疗。

推荐剂量：红霉素每次 0.5g，每 6h 1 次；克拉霉素的胃肠道反应轻，其他不良反应少，效果与红霉素相仿，用量每天 0.5g，口服；四环素 0.25g，每 6h 1 次；多西环素0.1g/d，口服。治疗须继续 2～3 周，以免复发。罗红霉素、阿奇霉素的效果较好，且不良反应少。如果不能排除军团菌肺炎，应选用红霉素。如果不能排除衣原体肺炎，推荐四环素和多西环素。

对于耐药的肺炎支原体，可选用替利霉素和利福霉素。替利霉素属于酮内酯类，是新一代大环内酯类抗生素，该类抗生素由 14 元环大环内酯衍生而成，因在菌体内有更广泛的结合位点，具有更强的抗菌活性。

利福霉素具有抗菌谱广、作用强、吸收快、局部浓度高、不良反应小、耐药率较低等优点，对于耐阿奇霉素肺炎支原体引起的下呼吸道感染选用联合利福霉素治疗，有明显的疗效。

支原体耐药与抗生素的使用密切相关，在临床治疗支原体感染时，应结合药敏试验足量使用敏感药物，并使疗程尽可能短，避免低浓度药物与支原体长期接触，人为造成"抗生素压力"，使原来占优势的敏感株被抑制或杀灭，诱导或选择出耐药菌株并使之繁衍成抗菌药物主要作用对象，造成治疗失败。

（2）对剧烈呛咳者，应适当给予镇咳药。

九、预后

本病预后良好。但在老年患者和已有慢性病，如 COPD 的患者，或继发其他细菌性肺炎患者，预后较差。

本病有自限性，部分病例不经治疗可自愈。注意事项：家庭中发病应注意隔离，避免密切接触。抗生素预防无效。支原体肺炎疫苗的预防效果尚无定论。鼻内接种减毒活疫苗的预防尚在研究中。

十、预防

预防支原体肺炎，要多到户外活动，以增强体质；外出回来及用餐前要用洗手液或肥皂洗手；咳嗽或打喷嚏时用手绢或纸掩住口鼻，尽量减少飞沫向周围喷射，以免传染他人。

第四章　肺结核

一、定义

肺结核是结核分枝杆菌入侵机体后在一定条件下引起发病的慢性肺部感染性疾病,是结核病的主要类型,其中痰排菌者为传染性肺结核。主要通过人与人之间的呼吸道传播,吸入带活菌的飞沫引起感染,在机体抵抗力低下时发病。在我国肺结核仍属常见病、多发病,尤其是近年来随着艾滋病、糖尿病以及耐多种药物结核病的增多,肺结核的发病率在全球范围内又有回升趋势,因此,结核病依然是一种全球性的、严重影响人民健康的疾病,是我国重点防治疾病之一。

二、病因和发病机制

(一)病原菌

结核杆菌属分枝杆菌属,涂片染色具有抗酸性,故也称抗酸杆菌。其生长缓慢,对外界抵抗力强,在阴暗潮湿处能生存 5 个月以上,但对热不稳定,烈日曝晒 2h、煮沸 1h、70％乙醇接触 2min 均能被杀灭。结核菌分为人型、牛型、鼠型、非洲型等,其中前两型为人类结核病的主要病原菌。

结核菌在病灶中按其生长速度的不同可分为:A 群为代谢旺盛不断繁殖的结核菌,易被抗结核药所杀灭;在吞噬细胞内的酸性环境中受抑制的结核菌(B 群)和偶尔繁殖菌(C 群)仅对少数药物敏感,常为日后复发的根源;休眠菌(D 群)一般耐药,可逐渐被吞噬细胞所消灭。

(二)感染途径

呼吸道传播,排菌结核患者的痰液干燥后,细菌随尘埃漂浮空中,结核患者咳嗽时的带菌飞沫污染周围空气,被健康人吸入后引起肺部感染;消化道进入,饮用带菌牛奶是牛型结核菌感染的主要来源。皮肤、泌尿生殖道感染极少见。

(三)人体的反应性

1.免疫力

主要为细胞免疫,对人体有保护作用。人体对结核菌的自然免疫为非特异性免疫。接种卡介苗、结核菌感染后机体所产生的特异性免疫为获得性免疫。

2.变态反应(过敏反应)

结核菌入侵机体 4~8 周后,机体对结核菌及其代谢产物所产生的敏感反应。这种细胞免疫反应属于第Ⅳ型(迟发型)变态反应。机体可伴有发热、乏力、食欲减退等全身症状,还可能发生多发性关节炎、皮肤结节性红斑及疱疹性结合膜炎等。

3.免疫反应与变态反应的关系

人体对结核菌的免疫力与过敏反应常互相伴随、难以分开。免疫反应对人体有保护作用,阻止人体感染结核菌发展成结核病,机体患糖尿病、矽肺、艾滋病、麻疹和其他严重疾患以及营养不良或使用免疫抑制剂、糖皮质激素等,使免疫功能削弱时,易受结核菌感染或使原已稳定的结核病灶重新活动。变态反应常伴有组织的破坏,但不利于细菌生长。免疫反应降低的时候,变态反应也受到抑制,表现为结核菌素试验阴性,机体情况好转或停用免疫抑制剂以后,随着免疫反应和变态反应的恢复,结核菌素反应也转为阳性。

(四)初感染与再感染

肺部初次受结核菌感染为初感染,多见于儿童。结核菌一旦进入肺泡腔,即被肺泡腔内的巨噬细胞吞噬,但不能将其杀死,结核菌遂在细胞内繁殖。细菌繁殖达到一定数量时,巨噬细胞崩解,释放结核菌,在肺泡内繁殖引起肺泡炎,称为原发灶或初感染灶。结核菌被吞噬细胞带至肺门淋巴结引起淋巴结肿大,并可全身播散(隐性菌血症)。大部分原发感染能迅速激活机体的特异免疫力,消灭绝大多数的结核菌,使病灶逐渐局限甚至钙化而自愈,仅有少数处于休眠状态的结核菌在病灶内可潜伏几年、几十年甚至终身,成为继发性结核病内源性发病的根源。而少数免疫力低下者可发展为原发性结核病,甚至干酪性肺炎(原发病灶恶化)、血型播散型肺结核、结核性脑膜炎等。

成年人常在儿童时期已受过轻微的结核感染,或已接种过卡介苗,机体往往已具有相当的免疫力,再次感染结核菌通常只引起局部发生剧烈组织反应,而不引起局部淋巴结肿大,也不易发生全身播散。

三、诊断

(一)临床表现

患者有下列临床表现应考虑肺结核的可能,需进一步做痰液和胸部 X 线检查。约有 20% 的活动性肺结核患者也可无症状或仅有轻微症状。

(1)咳嗽、咳痰3周或以上,可伴有咯血、胸痛、呼吸困难等症状。

(2)发热(常午后低热),可伴有盗汗、乏力、食欲降低、体重减轻和月经失调等症状。

(3)结核变态反应引起的过敏表现:结节性红斑、泡性结膜炎和结核风湿症等。

(4)结核菌素(5U)皮肤试验:阳性对诊断结核病意义不大,但对未接种卡介苗者则提示已受结核分枝杆菌(简称结核菌)感染或体内有活动性结核病。当呈现强阳性时表示机体处于超过敏状态,结核发病概率高,可作为临床诊断结核病的参考指标。

(5)肺部病变较广泛时可有相应体征,有明显空洞或并发支气管扩张时可闻及中小水泡音。

(二)影像学诊断

肺结核胸部X线表现可有如下特点。

(1)多发生在肺上叶尖后段、肺下叶背段、后基底段。

(2)病变可局限也可多肺段侵犯。

(3)X线影像可呈多形态表现(同时呈现渗出、增殖、纤维和干酪性病变),可伴有钙化。

(4)易合并空洞。

(5)可伴有支气管播散灶。

(6)可伴有胸腔积液、胸膜增厚与粘连。

(7)呈球形病灶时(结核球)直径多在3cm以内,周围可有卫星病灶,内侧端可有引流支气管征。

(8)病变吸收慢(1个月以内变化较小)。

胸部CT扫描对如下情况有补充性诊断价值:

1)胸内隐匿部位病变,包括气管、支气管内的病变。

2)早期发现肺内粟粒阴影。

3)诊断有困难的肿块阴影、空洞、孤立结节和浸润阴影的鉴别诊断。

4)了解肺门、纵隔淋巴结肿大情况。

5)少量胸腔积液、包裹积液、叶间积液和其他胸膜病变的检出。

6)鉴别肺内囊肿与实体肿块。

(三)病原学诊断

1.标本采集和结核菌的检测

标本来源包括痰液、超声雾化导痰、下呼吸道采样、支气管冲洗液、支气管肺泡灌洗液、肺及支气管活检标本。涂片检查采用齐-内(Ziehl-Neelsen)染色和荧光染色法。集菌法阳性率高于直接涂片法。涂片染色阳性只能说明抗酸杆菌存在,不能区分是结核杆菌还是非结核分枝杆菌。由于我国非结核分枝杆菌病较少,故检出抗酸杆菌对诊断结核病有重要的意义。

分离培养法灵敏度高于涂片镜检法,可直接获得菌落,便于与非结核分枝杆菌鉴别,是结核病诊断的金标准,未进行抗结核治疗或停药48～72h的肺结核患者可获得比较高的分离率。分离培养法采用改良罗氏和BACTEC法,BACTEC法较常规改良罗氏培养法提高初代分离率10%左右,又可鉴别非结核分枝杆菌,检测时间也明显缩短。

2.结核菌药物敏感性检测

对肺结核痰菌阴转后复阳、化学治疗3～6个月痰菌仍持续阳性、经治疗痰菌减少后又持续增加及复治患者应进行药物敏感性检测。原发耐药率较高地区,有条件时初治肺结核也可行药物敏感性检测。

3.血清抗结核抗体检查

血清学诊断可成为结核病的快速辅助诊断手段,但特异性不佳,敏感性较低。

(四)菌阴肺结核的诊断

菌阴肺结核为三次痰涂片及一次培养阴性的肺结核,其诊断标准为:

(1)典型肺结核临床症状和胸部X线表现。

(2)抗结核治疗有效。

(3)临床可排除其他非结核性肺部疾病。

(4)PPD(5U)强阳性;血清抗结核抗体阳性。

(5)痰结核菌PCR+探针检测阳性。

(6)肺外组织病理证实结核病变。

(7)BALF检出抗酸分枝杆菌。

(8)支气管或肺部组织病理证实结核病变。

具备(1)～(6)中3项及(7)～(8)中任何一项可确诊。

(五)不典型肺结核

1.免疫损害者(指原发免疫缺陷性疾病及接受放化疗和免疫抑制药物治疗的患者)

由于皮质激素或其他免疫抑制药物和因素的干扰或掩盖,肺结核的症状隐匿或轻微,可缺乏呼吸道症状,也可由于免疫防御机制受损以突发高热起病,病变进展迅速呈暴发性经过。

2.免疫损坏患者的肺结核

以血行播散型肺结核居多,合并胸膜炎或肺外结核者多。X线上"多形性"不明显,以均质性片絮状阴影表现居多,可在结核病非好发部位、中下肺叶及上叶前段发生,需和急性肺炎鉴别。

3.极度免疫功能低下患者

可首先出现高热,肝、脾和淋巴结肿大等全身症状,而肺部 X 线阴影出现时间明显延长或长时间表现为无典型粟粒样病变的无反应性结核病(暴发性结核性败血症)。

4.艾滋病合并肺结核

可表现肺门、纵隔淋巴结肿大,中下肺野浸润病变多,类似肺结核表现,且合并胸膜炎与肺外结核多、PPD 实验阴性等特点。

5.糖尿病合并肺结核

X线特点以渗出干酪为主,可呈大片状、巨块状,易形成空洞,好发于肺门区及中下肺野,病变进展快,应注意与急性肺炎、肺化脓症和肺癌等鉴别。

6.支气管结核所致肺结核

多在中下肺野或邻近肺段,由于有支气管狭窄因素存在,常可合并细菌感染致病变表现不典型,易与肺炎混淆,肺不张也是支气管结核的并发症。

(六)结核病分类

1.原发型肺结核

为原发结核感染所致的临床病症,包括原发综合征及胸内淋巴结结核。

2.血行播散型肺结核

包括急性血行播散型肺结核(急性粟粒型肺结核)及亚急性、慢性血行播散型肺结核。

3.继发型肺结核

是肺结核中的一个主要类型,包括浸润性、纤维空洞及干酪性肺炎等。

4.结核性胸膜炎

临床上已排除其他原因引起的胸膜炎。包括结核性干性胸膜炎、结核性渗出性胸膜炎和结核性脓胸。

5.其他肺外结核

按部位和脏器命名,如骨关节结核、结核性脑膜炎、肾结核、肠结核等。

在诊断肺结核时,可按上述分类名称书写诊断,并应注明范围(左、右侧,双侧),痰菌和初、复治情况。

四、鉴别诊断

肺结核的临床表现和胸部 X 线可与许多疾病相类似。不同类型的肺结核应该与其相似的疾病相鉴别。

(一)原发型肺结核

支气管淋巴结结核应该与结节病、淋巴瘤、组织细胞增生症、转移性恶性肿瘤和各种纵隔恶性肿瘤等疾病相鉴别。如果胸部 X 线片仅显示肺内病灶而无肺门淋巴结肿大,则应该与各种非结核性肺部炎症相鉴别。如果原发病灶出现干酪坏死和空洞,需与肺脓肿鉴别。

(二)血行播散型肺结核

从影像学改变出发,应该与非结核肺部感染、支气管肺泡细胞癌、肺淋巴管癌和弥漫性肺间质纤维化相鉴别。

(三)继发型肺结核

肺内表现为渗出病变时,应注意与各种细菌性肺炎鉴别。肺结核空洞需与肺脓肿鉴别。结节状结核病灶、结核球等应与肺癌等鉴别。

五、治疗

(一)初治肺结核的治疗

有下列情况之一者谓初治:①尚未开始抗结核治疗的患者。②正进行标准化疗方案用药而未满疗程的患者。③不规则化疗未满 1 个月的患者。

初治方案:强化期 2 个月/巩固期 4 个月,常用方案:2HRZS(E)/4HR;2HRZS(E)/4HRE;2HRZS(E)/4H_3R_3;2 卫非特/4 卫非宁;2$H_3R_3S_3Z_3(E_3)$/4H_3R_3。

菌阴肺结核患者可在上述方案的强化期中去掉链霉素或乙胺丁醇。

(二)复治肺结核的治疗

复治是指:①初治失败的患者。②规则用药满疗程后痰菌又复阳的患者。③不规律化疗超过 1 个月的患者。④慢性排菌患者。

复治方案:强化期 3 个月/巩固期 5 个月。常用方案:2HRSZE/1HRZE/5HRE;2HRSZE/1HRZE/5$H_3R_3E_3$;2$H_3R_3S_3Z_3E_3$/1$H_3R_3Z_3E_3$/5$H_3R_3E_3$。

(三)耐多药肺结核的治疗

对至少包括 INH 和 RFP 两种或两种以上药物产生耐药的结核病为耐多药肺结核(MDR-TB),所以 MDR-TB 必须要有痰结核菌药敏试验结果才能确诊。

MDR-TB 化疗方案:主张采用每日用药,疗程要延长至 21 个月,WHO 推荐一

线和二线抗结核药物可混合用于治疗 MDR-TB,一线药物中除 INH 和 RFP 已耐药外,仍可根据敏感情况选用:

1.一线抗结核药

(1)SM:因 SM 应用减少,耐 SM 的病例可能减少。

(2)PZA:多在标准短程化疗方案强化期中应用,故对该药可能耐药频率低,虽然药敏试验难以证实结核菌对 PZA 的药敏敏感性(因无公认可靠的敏感性检测方法),但目前国际上治疗 MDR-TB 化疗方案中常用此药。

(3)EMB:抗菌作用与 SM 相近,结核菌对其耐药频率低。

2.二线抗结核药

二线抗结核药物是 MDR-TB 治疗的主药,包括:

(1)氨基糖苷类:阿米卡星(AMK)和多肽类(卷曲霉素)等。

(2)硫氨类:乙硫异烟胺、丙硫异烟胺。

(3)氟喹诺酮类:氧氟沙星(OFXL)和左氧氟沙星(LVFX),与 PZA 联用对杀灭巨噬细胞内结核菌有协同作用,长期应用安全性和肝耐受性也较好。

(4)环丝氨酸:对神经系统毒性大,应用范围受到限制。

(5)对氨基水杨酸钠:为抑菌药,用于预防其他药物产生耐药性。

(6)利福布丁(RBT):耐 RFP 菌株中部分对它仍敏感。

(7)异烟肼对氨基水杨酸盐(帕星肼 PSNZ):是老药,但耐 INH 菌株中部分对它敏感,国内常用于治疗 MDR-TB。

六、并发症及处理

(一)咯血

绝大多数咯血表明病情活动、进展,但少数也可在肺结核已好转或稳定时发生。肺结核咯血原因多为渗出或空洞病变存在或支气管结核及局部结核病变引起支气管变形、扭曲和扩张。咯血也可引起窒息、失血性休克、肺不张、结核支气管播散和吸入性肺炎等严重并发症。

咯血者应进行抗结核治疗,中、大量咯血应积极止血,保持气道通畅,注意防止窒息和出血性休克发生。

(二)自发性气胸

肺结核为气胸常见病因。多种肺结核病变可引起气胸:胸膜下病灶或空洞破入胸腔;结核病灶纤维化或瘢痕化导致肺气肿或肺大疱破裂;粟粒型肺结核的病变在肺间质也可引起间质性肺气肿性肺大疱破裂。病灶或空洞破入胸腔,胸腔常见渗出液体多,可形成液气胸、脓气胸。

(三)肺部继发感染

肺结核空洞(尤其纤维空洞)、胸膜肥厚、结核纤维病变引起支气管扩张、肺不张及支气管结核所致气道阻塞,是造成肺结核继发其他细菌感染的病理基础。继发真菌感染时常见在空洞、支气管扩张囊腔中有曲菌球寄生,肺部 X 线表现为空洞中的菌球上方气腔呈"新月形"改变,周围有气带且随体位移动,临床表现可有反复大咯血,内科治疗效果不佳。

七、预防

预防结核病的发生(新发)、防止结核病的流行包括:控制传染源,切断传播途径和降低人群的易感性等几个方面。

(一)发现患者

及早发现患者,对已患病者进行有效的化学药物治疗和隔离管理,可以减少社会传染源,有效地切断传染途径,是预防结核病传播的最有效的方法。

(二)治愈患者

传染源经过治疗后其传染性迅速降低,2 周后排菌量减少 95%,细菌活力明显减低,咳嗽减轻使带菌飞沫减少等。因此,对确诊患者应及早予以化疗或在结核病防治机构接受督导化疗,定期随访,直至痊愈。治疗不合理或不彻底,可导致复发或耐药,危害社会。

(三)管理患者

对结核病患者进行登记,掌握疫情,动态观察,加强管理。对排菌患者应隔离治疗或全程督导化疗。

(四)卡介苗接种

卡介苗是活的无毒力牛型结核菌疫苗。接种后可使人体产生对结核菌的获得性免疫力,接种对象是未受感染的新生儿,从而减少儿童结核性脑膜炎、粟粒型肺结核等重型结核病的发病,但不能预防感染或肺结核的发生。已感染过结核菌的人(结素试验阳性)不再接种,否则会产生某种程度的反应(科赫现象)。

(五)化学药物预防

对可能发生的人服用一段时期的化学药物,可以起到预防发病的作用。如排菌患者密切接触的家庭成员中结核菌素试验阳性者、结核菌素试验新近由阴转阳的儿童、患非活动性结核病而正接受长期大剂量皮质激素或免疫抑制剂治疗者,目前主张联合应用异烟肼和利福平 3 个月,或利福平和吡嗪酰胺 2 个月,服药期间定期复查肝功能。

第五章　间质性肺疾病

第一节　特发性肺纤维化

　　特发性肺(间质)纤维化(IPF)是一种原因不明、进行性、以两肺间质纤维化伴蜂窝状改变为特征的疾病。近年来关于 IPF 的界定较过去更严格,它属于特发性间质性肺炎(IIP)中的一种特殊类型,病理上呈现寻常型间质性肺炎(UIP)的组织学征象,肺功能测试显示限制性通气损害和(或)换气障碍,HRCT 扫描可见周围性分布而以两肺底更显著的粗大网织样改变伴蜂窝肺形成。20 余年来其发病率增加,治疗不理想,生存期中位数 2.9 年,5 年生存率<50%,几乎与恶性肿瘤无异。因而本病目前备受关注,基础研究已有一定进展,新的治疗药物或治疗方案也在积极探索中。

一、诊断

(一)症状与体征

1.症状

(1)呼吸困难:劳力性呼吸困难并进行性加重,呼吸浅速,可有鼻翼扇动和辅助肌参与呼吸,但大多没有端坐呼吸,也没有喘息。

(2)咳嗽、咳痰:早期无咳嗽,以后可有令人烦恼的干咳或咳少量黏液痰。继发感染时出现黏液脓性痰或脓痰。偶见血痰。

(3)全身症状:可有消瘦、乏力、食欲缺乏、关节酸痛等,一般比较少见。

2.体征

(1)呼吸困难和发绀。

(2)胸廓扩张和膈肌活动度降低。

(3)两肺中下部 Velcro 音,具有一定特征性。

(4)杵状指(趾)。

(5)终末期呼吸衰竭和右心衰竭相应征象。

IPF 的慢性病程中有时出现急性加重,可以发生于病程各个阶段,原因不清楚。症状有发热、咳嗽加剧等,颇似流感样表现,但不能肯定任何微生物学病因。高分辨率 CT 可见周围性多灶性或弥漫性斑片状阴影,与剖胸肺活检病理上成纤维细胞灶或急性弥漫性肺泡损害相符合。虽然对激素可以有良好反应,但大多数患者在 3 个月内死亡。

(二)辅助检查

1.胸部 X 线

表现为弥漫性、网状及结节状浸润影,常常是双侧病变,病变首先出现在双肺基底部并逐渐向中上肺野扩展,在肺的周边部和胸膜下区明显。随着疾病的进展,肺容积收缩。

2.常规 CT 与高分辨率 CT(HRCT)

常规 CT 在诊断 IPF 中比胸部 X 线有更大的优势,HRCT 可进行 $1 \sim 2mm$ 的薄层扫描,对诊断 IPF 有更高的敏感性和特异性。HRCT 能更细致地显示肺实质形态结构的变化,与病变有良好相关性和重复性。HRCT 可早期诊断 IPF。通常表现为片状、周边网状、粗细不同的线条状阴影交叉而成。可有局灶性磨玻璃样阴影、蜂窝样囊肿、支气管壁和血管壁增厚及不规则,在病变严重区域可见支气管扩张、细支气管扩张和蜂窝样囊肿。

3.肺功能检查

IPF 的典型肺功能改变为限制性通气功能障碍,肺总量(TLC)、功能残气量(FRC)和残气(RV)在所有 IPF 患者的病程进展中都会下降。压力-容积曲线常右移,表明肺组织僵硬、顺应性差。若压力-容积曲线提示在潮气量减少的基础上呼气流速正常或增大,应怀疑 IPF。早期或合并慢性阻塞性肺疾病时肺容积可能正常。当病情进展时肺顺应性下降,肺容积减少。一氧化碳弥散量(DLCO)是最敏感的基础肺功能参数,在肺容积正常时 DLCO 即可降低,可早期发现 IPF 患者。

(1)限制性通气功能障碍:IPF 患者肺组织变应失去弹性,但气道仍通畅,表现为肺活量(VC)、肺总量(TLC)减少,功能残气量(FRC)和残气量随病情发展而降低。呼出气流不受影响,结果第 1 秒时间肺活量/用力肺活量(FEV_1/FVC)之比值正常或增加。流速容量曲线(MEFV)的最大峰值 V_{50}/V_{25} 均增加。

(2)一氧化碳弥散量(DLCO):是静息肺功能最敏感的测量方法,在肺容量尚无变化的情况下即可降低,DLCO 间接反映肺泡壁与毛细血管之间的破坏情况,肺组织的破坏程度与 DLCO 密切相关,IPF 患者的肺泡结构及毛细血管破坏和丧失,使弥散面积减少,弥散量可降至正常值的 $1/5 \sim 1/2$。

（3）通气/血流比例：IPF 病程早期在静息状态下测定血液气体分析可表现为正常或仅有轻度低氧血症和呼吸性碱血症，静息时低氧血症的主要原因为通气/血流比例失调。

（4）运动肺功能：气体的交换异常，低氧血症或肺泡-动脉血氧分压差[$P(A-a)DO_2$]加大是 IPF 患者的重要标志，静息时 IPF 患者的 $P(A-a)DO_2$ 一般增加＞85％，运动时恶化，运动时 $P(A-a)DO_2$ 的变化与组织病理学相吻合的程度优于肺容量与 DLCO。运动肺功能可部分弥补普通肺功能的不足，当患者有呼吸困难而胸部 X 线和普通肺功能不能确诊为 IPF 时，可做运动肺功能来帮助诊断或排除。氧气从肺泡弥散到毛细血管的时间为红细胞通过肺泡毛细血管所需时间的 1/3。IPF 患者在静息情况下氧气的弥散过程仍然能在大部分红细胞离开肺泡毛细血管前完成。运动后血流加快，红细胞来不及接受肺泡内的氧气即离开交换场所，结果使 $P(A-a)DO_2$ 进一步拉大。运动时呼吸次数增加，每分通气量增加，PaO_2、SaO_2 下降，$PaCO_2$ 上升。

（5）支气管肺泡灌洗：67％～90％的 IPF 患者支气管肺泡灌洗液（BALF）检查可见中性粒细胞或嗜酸性粒细胞增高（或两者均增高），嗜酸性粒细胞增高的患者，激素药物治疗的效果不如细胞毒性药物，预后较差；不足 15％的 IPF 患者 BALF 中淋巴细胞增高，肺活检显示较多的细胞，这类患者较少发生蜂窝肺，对激素治疗反应好，预后较好。中性粒细胞增多，说明纤维性病变的可能性大，如 IPF、结缔组织疾病引起的肺纤维化、石棉肺、纤维化结节病。

BALF 还可为一些特殊疾病的诊断提供依据，如恶性肿瘤、感染、嗜酸性粒细胞肺炎、肺组织细胞增生症、尘肺等。此外，炎症细胞类型对缩小纤维化性间质性肺炎的诊断范围有一定帮助，但不能肯定 IPF 的诊断。

（6）肺活检：开胸或经胸腔镜肺活检被认为是诊断 IPF 的金标准，它可排除其他已知病因的肺疾病。如果要取得肺部有代表性的标本，应至少在两个不同的部位取材活检，一般应避免在最严重的病变区域取标本，取材应在中度受累和未受累的区域。在同侧肺的上叶或下叶取 2～3 块组织标本，应避免肺尖或中叶肺，因非特异性瘢痕或炎症常累及这些部位。经纤维支气管镜肺活检取材标本仅 2～5mm，不能用来估计炎或纤维化的程度，对 IPF 的诊断帮助不大。

（三）诊断要点

（1）发病年龄多在中年以上，男女比例约为 2：1，儿童罕见。

（2）起病隐袭，主要表现为干咳、进行性呼吸困难，活动后明显。

（3）本病少有肺外器官受累，但可出现全身症状，如疲倦、关节痛及体重下降等,发热少见。

(4)50％左右的患者出现杵状指(趾),多数患者双肺下部可闻及 Velcro 啰音。

(5)晚期出现发绀,偶可发生肺动脉高压、肺心病和右心功能不全等。

(6)胸部 X 线片:常表现为网状或网状结节影伴肺容积减小。随着病情进展,可出现直径多在 3～15mm 大小的多发性囊状透光影(蜂窝肺)。多为双侧弥漫性,相对对称,单侧分布少见。病变多分布于基底部、周边部或胸膜下区。少数患者出现症状时,胸部 X 线片可无异常改变。

(7)HRCT 扫描:有助于评估肺周边部、膈肌部、纵隔和支气管血管束周围的异常改变,对 IPF 的诊断有重要价值。可见次小叶细微结构改变,如线状、网状、磨玻璃状阴影。病变多见于中下肺野周边部,常表现为网状和蜂窝肺,亦可见新月型影、胸膜下线状影和极少量磨玻璃影。多数患者上述影像混合存在。在纤维化严重区域常有牵引性支气管和细支气管扩张,和(或)胸膜下蜂窝肺样改变。

(8)肺功能检查:典型肺功能改变为限制性通气功能障碍,表现为肺总量(TLC)、功能残气量(FRC)和残气量(RV)下降。第 1 秒用力呼气容积/用力肺活量(FEV_1/FVC)正常或增加。单次呼吸法一氧化碳弥散量降低,即在通气功能和肺容积正常时,一氧化碳弥散量也可降低。通气/血流比例失调,PaO_2、$PaCO_2$ 下降,肺泡-动脉血氧分压差$[P(A-a)O_2]$增大。

(9)BALF 检查的意义在于缩小 ILD 诊断范围即排除其他肺疾病(如肿瘤、感染、嗜酸性粒细胞肺炎、外源性过敏性肺泡炎、结节病和肺泡蛋白沉积症等)。但对诊断 IPF 价值有限。IPF 患者的 BALF 中中性粒细胞(PMN)数增加,占细胞总数的 5％以上,晚期部分患者同时出现嗜酸性粒细胞增加。

(10)血液检查结果缺乏特异性。可见红细胞沉降率增快,丙种球蛋白、乳酸脱氢酶(LDH)水平升高。出现某些抗体阳性或滴度增高,如抗核抗体(ANA)和类风湿因子(RF)可呈弱阳性反应。

(11)开胸/胸腔镜肺活检的组织病理学呈 UIP 改变。病变分布不均匀,以下肺为重,胸膜下、周边部小叶间隔周围的纤维化常见。低倍显微镜下呈"轻重不一,新老并存"的特点,即病变时相不均一,在广泛纤维化和蜂窝肺组织中混杂炎性细胞浸润和肺泡间隔增厚等早期病变或正常肺组织。肺纤维化区主要由致密胶原组织和增殖的成纤维细胞构成。成纤维细胞局灶性增殖构成所谓的"成纤维细胞灶"。蜂窝肺部分由囊性纤维气腔构成,常内衬以细支气管上皮。另外,在纤维化和蜂窝肺部位可见平滑肌细胞增生。

(12)诊断标准:有外科肺活检资料,具有下列①～④项可诊断 IPF。①组织病理表现普通型间质性肺炎(UIP)特点;②除外已知病因如药物毒性、环境污染或结缔组织疾病所致的ILD;③肺功能显示限制性通气功能障碍和(或)气体交换障碍;④胸部X线片和HRCT可见典型异常影像。

缺乏肺活检资料原则上不能确诊IPF,但如患者免疫功能异常,且符合以下所有主要诊断标准和至少3/4的次要标准,可临床确诊IPF。

主要标准:除外已知病因如药物毒性、环境污染或结缔组织疾病所致的ILD;肺功能显示限制性通气功能障碍和(或)气体交换障碍;胸部HRCT表现为双肺网状改变,晚期出现蜂窝肺,可伴有极少量磨玻璃状影;经支气管镜肺活检(TBLB)或支气管肺泡灌洗检查不支持其他疾病诊断。

次要标准:年龄大于50岁;隐匿起病,不能解释的活动后呼吸困难:病程持续时间大于3个月;两肺底部可闻及Velcro啰音(爆裂音)。

(四)鉴别诊断

1.特发性闭塞性细支气管炎伴机化性肺炎(BOOP)

临床表现与IPF相似,但发病多呈亚急性(病程1~6个月),发绀少见,一般无杵状指(趾),胸部X线片多呈两肺肺泡性实变阴影,分布于胸膜下,无蜂窝样改变,肺容积也不缩小,肺活检呈细支气管至肺泡管内有肉芽组织形成可与UIP鉴别,80%以上对糖皮质激素治疗有效,少数可自行缓解。

2.结节病

有肺门、纵隔、浅表淋巴结肿大或肺外侵犯(如皮肤、眼等)典型表现,杵状指(趾)少见,因此易与UIP鉴别,但对结节病Ⅲ期者则需依赖病史、系列胸部X线片鉴别。

3.结缔组织病肺间质改变

有结缔组织疾病相关临床表现,有自身抗体阳性,免疫蛋白异常可与UIP鉴别。

二、治疗

目前IPF的治疗尚无特效疗法,长期以来糖皮质激素或免疫抑制药/细胞毒性药物常用来治疗IPF。由于IPF预后不佳,所以很多专家都建议除非有禁忌证,所有的IPF患者都应该治疗。当患者极度肥胖,患有严重的心脏病、不能控制的糖尿病、骨质疏松、严重蜂窝肺和极度肺功能损害者可以不给予治疗,因治疗收获甚少而不良反应较大。如在早期肺泡炎阶段治疗则效果较好,待已经形成明显纤维化和蜂窝肺则疗效较差。

1.一般治疗

迄今对肺纤维化尚没有一种令人满意的治疗方法,只有10%～30%患者对目前的治疗有反应,且治疗反应往往是部分和短暂的,少于5%的患者可维持稳定或完全缓解。即使对治疗有反应者,初次治疗后病情复发或加重也很常见,所以建议这些患者长期治疗。

2.药物治疗

(1)糖皮质激素:40多年来一直将此作为治疗IPF的主要手段,但仅有10%～30%的患者病情改善或稳定。缺少前瞻性随机对照试验证据,亦无肯定或公认的推荐治疗方案。一般主张泼尼松每日40～60mg(1.0mg/kg体重),连续3个月,经客观评价(肺功能、影像学),有效病例逐渐缓慢减量,第4个月减至每日30mg,第6个月每日15～20mg。此后可适当继续减量或改为隔日1次。总疗程至少1～2年。无效病例应予减量并在几周内停用,有效病例减量致病情加重或复发,应增加剂量或加用免疫抑制药。

(2)环磷酰胺:尽管环磷酰胺对IPF的疗效相当有限,但一般认为它可以用于激素治疗无反应或因不良反应不能接受激素治疗的患者。有报道在未经治疗的IPF激素联合环磷酰胺组3年死亡率(3/21)低于高剂量激素单独治疗组(10/22),但进一步对该研究质量的评价发现,两组病例可比性不强,造成结果偏倚。故目前并不推荐在初治者联合激素和环磷酰胺。环磷酰胺剂量1.5～2.0mg/kg体重,单次口服,疗程尚未确定。静脉冲击疗法是否优于口服缺少对照研究。

(3)硫唑嘌呤:有报道20例进展性IPF患者先用高剂量泼尼松治疗3个月后每日加用硫唑嘌呤3mg/kg,9个月后60%患者病情有改善。泼尼松与硫唑嘌呤联合方案与泼尼松单用方案随机双盲对照试验,在未经治疗的IFP患者接受上述试验方案治疗后,两组死亡率和肺功能改变相似,而联合治疗组晚期死亡率(43%)低于单用泼尼松组,但未达到统计学上的差异。目前仍有学者推荐低剂量泼尼松(每日20mg)联合硫唑嘌呤(每日150～200mg)作为第一线治疗方案。一般认为硫唑嘌呤疗效可能不及环磷酰胺,但其不良反应少,可以用于存在糖皮质激素禁忌证或已出现明显不良反应的IPF患者。激素和环磷酰胺治疗无效者,硫唑嘌呤亦不可能有效。常用剂量为每日2～3mg/kg,经验性治疗6个月,有效者继续使用,总疗程尚未确定。

(4)秋水仙碱:体外和动物模型研究显示本品抑制肺泡巨噬细胞分泌成纤维细胞生长因子和胶原合成以及中性粒细胞功能。临床上尚不能肯定它对IPF的治疗价值。在禁忌激素和免疫抑制药使用,而病情进行性加重的IPF患者可以试用,剂量 0.6mg，每日 1 次或每日 2 次，可以与硫唑嘌呤和(或)低剂量泼尼松联合应用。

(5)其他药物：IFN-γlb、依前列醇、血管紧张素转化酶抑制剂、内皮素拮抗药、抗纤维化药物 Pirfenidone 等许多药物治疗 IPF 的研究目前正在进行中。IFN-γlb 联合低剂量激素的开放、随机临床Ⅱ期试验显示肺通气和换气功能改善较单用激素显著为优($P<0.001$)，有待Ⅲ期临床试验结果的进一步证实。

3.手术治疗

肺功能严重不全、低氧血症持续恶化，但不伴有严重的肝、肾、心功能不全，且年龄<60 岁的患者，有条件时可考虑行肺移植治疗。单肺移植治疗终末期 IPF 和其他 ILD 的 1 年存活率近 70%，5 年生存率 49%，移植肺无纤维化复发。但慢性排斥反应(闭塞性细支气管炎)发生率较高，使远期存活受到影响。肺移植的确切指征尚无肯定，一般认为预计寿命不超过 1 年或肺功能损害快速进展者优先考虑。

三、病情观察

诊断明确后，患者一旦开始治疗，应严密观察患者活动后呼吸困难、咳嗽、气急等症状是否好转，尤其是呼吸频率、缺氧程度、爆裂音等体征的变化；重点是观察患者对治疗的反应，评估治疗疗效，观察有无并发症。采用糖皮质激素或免疫抑制治疗的，应注意检测血常规，观察有无治疗药物本身的不良反应。

四、病历记录

1.门急诊病历

记录患者逐渐加重的气促，活动后加重的特点，记录患者的起病缓急，有无干咳。既往史中记录职业、爱好，是否接触化学矿物质等。体征记录呼吸频率，有无发绀，双下肺听诊是否有捻发音或湿啰音，注意有无杵状指。辅助检查记录胸部 X 线片(HRCT)的表现，肺功能改变和动脉血气等检查结果。院外有无治疗，如有需记录用药的时间、剂量、有无不良反应等。

2.住院病历

记录本病的诊治经过，如需特殊检查，如纤维支气管镜肺活检、肺泡灌洗或开胸取病理组织等，应记录与患者家属的谈话过程，并请家属签字同意为据。进行药物治疗时，详尽记录治疗后患者病情的变化，记录有无治疗药物不良反应，以及采取的治疗和预防措施。

五、注意事项

1.医患沟通

特发性肺纤维化患者预后不佳,吸烟、HRCT 显示肺纤维化广泛严重、肺功能及肺活量低于 50% 预计值均为影响预后的不利因素。应如实告知患者和(或)其家属,目前特发性肺纤维化患者的发病原因尚未完全明确,治疗措施尚不能改变其自然病程与预后,虽有少数患者可能自然缓解或病情持续稳定,但大部分患者存活时间在 3~5 年内,急性型病程则在 6 个月以内。另外,对应用免疫抑制药治疗的,应向患者及家属详细说明药物的不良反应,并应定期检测血糖、电解质,注意补充钾离子及使用保护消化道黏膜的药物。总之,让患者和(或)其家属对本病有一个正确的认识,会有利于其配合治疗。

2.经验指导

(1)由于特发性肺纤维化的症状、体征均无特征性,诊断此病时,必须注意与其他肺间质病的鉴别诊断,应强调病史的详细询问十分重要,要注意发现某些药物引起的肺纤维化。

(2)进行性呼吸困难、杵状指(趾)、活动后发绀、爆裂音等是本病突出的症状和体征。如有相关影像学、肺功能异常表现,可以建立特发性肺纤维化的初步诊断,病情允许下,应进行经支气管肺活检和支气管肺泡灌洗检查,多数患者可获得正确诊断。若诊断难以认定,则可行肺活检,以得到病理学的确诊,从而制订正确的治疗方案和判断预后。

(3)临床常用的治疗药物包括糖皮质激素、免疫抑制药/细胞毒药物和抗纤维化制剂,使用剂量和疗程应视患者的具体情况制定。目前,临床上推荐的治疗方案为糖皮质激素联合环磷酰胺或硫唑嘌呤治疗。

(4)有关治疗的疗效判断,可参考以下依据。①反应良好或改善:a.患者症状减轻,活动能力增强;b.胸部 X 线片或 HRCT 异常影像改善或减少;c.肺功能表现肺总量、肺活量、一氧化碳弥散量、动脉血氧分压(PaO_2)较长时间保持稳定。②如有以下表现者,则为反应差或治疗失败:a.患者症状加重,特别是呼吸困难和咳嗽;b.胸部 X 线片或 HRCT 显示异常影像增多,特别是出现蜂窝肺或肺动脉高压征象;c.肺功能恶化。

(5)肺移植是本病治疗的有效方法。药物治疗无效的晚期特发性肺纤维化患者预后很差,多数患者在 2~3 年死亡。除非有特殊的禁忌证,否则,有严重肺功能损害、氧依赖以及病程呈逐渐恶化趋势者均应行肺移植。由于供体来源受限,患者应早期登记,因为等待合适供体器官的时间可能超过 2 年。

第二节 非特异性间质性肺炎

非特异性间质性肺炎(NSIP)是特发性间质性肺炎(IIP)中的一种。临床表现为咳嗽、活动后气短,部分患者可合并发热、乏力等全身症状。肺脏病理表现为非特异性间质性肺炎,可根据肺脏病理表现不同进一步分为富细胞型和纤维化型。很多自身免疫性疾病相关的间质性肺病的病理类型表现为 NSIP,故一旦经肺脏病理诊断为 NSIP,需进一步结合病史、血清学检测等除外自身免疫性疾病等继发因素。NSIP 对糖皮质激素的治疗有反应,预后相对较好。

一、诊断

NSIP 是一病理诊断,其确诊有赖于肺脏病理,并根据详尽的病史资料、临床表现及实验室检查、影像学资料等综合分析而确定,还是某一系统性疾病在肺内的表现。

1.临床表现

干咳、活动后气短是 NSIP 的常见临床表现。对于纤维化型者,常可闻及双肺底较显著的爆裂音,少部分患者可见杵状指(趾)。晚期患者缺氧严重者可见紫绀。对于富细胞型者,肺部爆裂音并不多见。1/3 的 NSIP 患者可有发热、乏力等伴随症状。

2.辅助检查

(1)实验室检查:血常规、尿常规、肝肾功能一般无异常。部分患者可以有低滴度的抗核抗体(ANA)、类风湿因子(RF)阳性。动脉血气分析可显示不同程度的低氧血症,不伴有二氧化碳潴留。

(2)胸部 X 线检查:X 线胸片诊断 NSIP 的敏感性及特异性均较差,病程早期胸片可能正常,部分患者可见双肺纹理增多。

(3)胸部高分辨率 CT 扫描(HRCT):HRCT 诊断 NSIP 的敏感性为 70%,特异性为 63%。病变主要沿支气管血管束走形,富细胞型以磨玻璃影、斑片影为主,部分可以有小片实变影;纤维化型以索条、细网格影为主,可合并牵张性支气管扩张,少部分可表现为蜂窝影。

(4)肺功能:不同程度的弥散功能障碍和限制性通气功能障碍。

(5)支气管镜检查:支气管镜及镜下相关操作,如支气管肺泡灌洗液的分析、经支气管镜肺活检,对于 NSIP 无诊断价值。不过,NSIP 患者的支气管肺泡灌洗液

(BALF)的细胞学分析中以淋巴细胞为著。

(6)肺活检的病理学特点:肺泡间隔增厚,伴不同程度的炎症和纤维化。一般情况下肺内病灶分布均一,病变时相一致;部分患者的肺内病灶可呈斑片状分布,但病灶在时相上基本一致,不存在 UIP 的新老病灶共存的现象。可根据肺活检所见的炎症与纤维化比例分为富细胞型和纤维化型。

(7)CT 或 B 超引导下经皮肺穿活检:对于 NSIP 的诊断价值不大,仅有少数的患者可经此项操作来诊断。

(8)外科肺活检:大多数 NSIP 的确诊有赖于外科肺活检。

二、治疗

NSIP 的主要治疗方案为单纯糖皮质激素、糖皮质激素联合细胞毒药物治疗。对于富细胞型者,力争治愈;对于纤维化型者,则尽可能改善临床症状,促进肺内病灶的吸收。并在治疗中密切随诊,及早发现可能的自身免疫性疾病。

1.基本治疗

单纯糖皮质激素、糖皮质激素联合细胞毒药物治疗。但对于激素的使用方案(包括起始剂量、减量方案等)尚未达成共识。一般建议起始泼尼松剂量为 $0.6\sim$ $1mg/(kg \cdot d)$,$4\sim6$ 周后开始减量,至少半年后再减停。细胞毒药物可选用环磷酰胺、硫唑嘌呤、甲氨蝶呤等,对于纤维化型者还可以加用大剂量的 N-乙酰半胱氨酸。糖皮质激素治疗期间,还需要注意补钙;使用细胞毒药物期间,需要监测血常规、肝肾功能变化等及时发现药物相关的不良反应。

2.对症支持治疗

(1)对于静息下有低氧血症的患者,建议长期氧疗来改善氧合。

(2)对于大多数患者,建议接受肺康复治疗。

3.肺移植

对于纤维化型 NSIP,经激素和细胞毒药物治疗后无显效时,可考虑接受肺移植。

4.随诊

很多自身免疫性疾病相关的间质性肺病患者的肺脏病理表现为 NSIP,而部分患者可以 NSIP 为首发症状。故而对于 NSIP 患者,一经诊断,在治疗过程中,需要注意长期随访,注意临床症状、系列自身抗体的变化,及时发现背后存在的系统性疾病,调整诊断及治疗方案。

第三节　隐源性机化性肺炎

隐源性机化性肺炎(COP)又名闭塞性细支气管炎伴机化性肺炎,是特发性间质性肺炎中的一种类型。临床表现为咳嗽、活动后气短,部分患者可合并发热、乏力、体重下降等全身症状;肺脏病理表现为结缔组织增生呈息肉状阻塞小气道、肺泡管和肺泡腔,肺泡壁完整。COP对糖皮质激素的治疗良好,预后相对较好,但部分患者会在停药后复发。

一、诊断

COP是一病理诊断,其确诊有赖于肺脏病理,并根据详尽的病史资料、临床表现及实验室检查、影像学资料等综合分析而确定为COP,还是某些继发因素所导致的机化性肺炎,常见的如感染后机化性肺炎、结缔组织疾病相关性机化性肺炎、肺或骨髓移植后机化性肺炎、药物性相关性肺炎,等等。

1.临床表现

干咳、活动后气短是COP的常见临床表现;常伴有发热(中低热为主,部分为高热)、乏力、体重下降等全身症状;咳痰、咯血、胸痛等伴随症状不明显;部分患者在起病前有上感样症状。若未得到及时治疗,呼吸困难可在数周内进展,部分患者会出现呼吸衰竭。

2.体格检查

部分患者可无阳性肺部体征,肺部爆裂音是COP的最常见体征,一般无杵状指。

3.实验室检查

血常规、尿常规、肝肾功能一般无异常,部分患者可以有中性粒细胞的轻度增高,红细胞沉降率、C反应蛋白等炎症指标明显升高。动脉血气分析可显示不同程度的低氧血症,而不伴有二氧化碳潴留。

4.辅助检查

(1)胸部X线检查:X线胸片诊断COP的敏感性及特异性均较差,病程早期胸片可能正常。主要表现为肺内斑片影、实变影。

(2)胸部高分辨率CT扫描(HRCT):HRCT诊断COP的敏感性、特异性＞70%。肺内病变以近胸膜分布多见,可呈现肺内病灶游走现象。形态上以磨玻璃影、斑片影、实变影多见,少部分可表现为孤立性或多发性结节、网格影。

（3）肺功能：不同程度的弥散功能障碍和限制性通气功能障碍。

（4）肺脏病理：病变呈斑片状分布，在呼吸细支气管、肺泡管和细支气管周围肺泡腔内有由成纤维细胞组成的息肉样组织。病变区附近的肺泡间隔常常增厚，间质单核细胞浸润，肺泡Ⅱ型细胞增生，这种间质的改变仅局限在腔内纤维化区附近。其他部分的肺实质病理改变不明显。高倍镜下见纤维性息肉样组织是由平行的成纤维细胞及黏液性淡染物质组成（淡染物质中有丰富的酸性黏多糖）并有不等量的淋巴细胞、浆细胞、吞噬细胞、中性粒细胞浸润。纤维性息肉样组织表面被覆细支气管或肺泡上皮细胞。在 COP 患者的肺泡腔内还可见含脂质的巨噬细胞、泡沫细胞聚集，它是由于细支气管阻塞而引起的内源性脂质性肺炎性改变。

（5）支气管镜检查：支气管镜及镜下相关操作，如支气管肺泡灌洗液（BALF）的分析、经支气管镜肺活检，对于 COP 有很大的诊断价值。BALF 的细胞分类中淋巴细胞（41%～59%）和中性粒细胞（5%～12%）增高，嗜酸性粒细胞也可增高。CD_4 与 CD_8 比值明显降低。BALF 的病原学检查阴性。部分患者可以经支气管镜肺活检获取理想的活检组织来确诊。

（6）CT 或 B 超引导下经皮肺穿活检：绝大多数患者可经此项操作来确诊。

（7）外科肺活检：少部分 COP 患者需要通过外科肺活检来取得足够的标本而确诊。

二、治疗

激素是目前治疗 COP 的有效药物，但对于 COP 的激素治疗方案（起始用量、减停药方案）尚未达成共识。停药后复发在 COP 中很常见，复发率可达 13%～58%，可能与疗程过短有关。

1.基本治疗

COP 中常用的糖皮质激素治疗方案如下：①初期治疗：开始用泼尼松 0.75～1mg/(kg·d)，时间 1～3 个月。一般来说，大多数病例在用药后 4～10 周内症状及影像学有改善。②激素减量期：第二阶段治疗期间将泼尼松初期剂量逐渐减至 20～40mg/d，时间为 3 个月。③激素维持治疗期：维持量为泼尼松 5～10mg/d，后期改为 5mg，隔日一次。糖皮质激素的全疗程为 1 年左右。糖皮质激素治疗期间，还需要注意补钙，注意糖皮质激素相关的不良反应，如类固醇糖尿病、高血压、高脂血症等。

对于停药后反复复发的患者，可加用细胞毒药物治疗。

2.对症支持治疗

对于静息下有低氧血症的患者,建议长期氧疗来改善氧合,尤其是在疾病初期。

第四节　其他类型的特发性间质性肺炎

除了 IPF、NSIP、COP 外的特发性间质性肺炎(RB-IIP)包括:脱屑性间质性肺炎(DIP)、呼吸性细支气管炎并间质性肺炎(RB-ILD)、淋巴细胞性间质性肺炎(RB-LIP)和急性间质性肺炎(AIP)。上述类型的 IIP 发生率低,临床少见或罕见,主要根据肺脏病理表现不同而确诊为不同类型的 IIP。

其中,RB-ILD 和 DIP 与吸烟关系密切,又属于吸烟相关性间质性肺炎的范畴;特发性的 LIP 并不多见,LIP 常常是潜在的病毒感染、自身免疫性疾病、淋巴增生性疾病的肺部表现,需要除外和在随诊中排除上述常见继发因素。AIP 的临床过程类似于急性呼吸窘迫综合征,预后极差。

一、诊断

上述各种少见的 IIP 的确诊均有赖于肺脏病理,并根据详尽的病史资料、临床表现及实验室检查、影像学资料等综合分析而确定为哪种病理类型。

1.临床表现

(1)DIP、RB-ILD 患者一般都有长期大量的吸烟史,起病隐匿,临床主要表现为干咳、活动后气短、咳痰、咯血、发热等伴随症状不明显。约半数的 DIP 患者可合并杵状指,大多数患者无明显的肺部体征,部分患者可闻及爆裂音。

(2)LIP 一般起病隐匿,进展缓慢,临床主要表现为缓慢加重的干咳、活动后气短。部分患者可以伴有发热、体重下降、胸痛以及关节痛等症状。一般无阳性的肺部体征。

(3)AIP 以 40 岁以上人群多见,半数以上的患者突然发病,病初多有乏力,以干咳、进行性加重的呼吸困难为主要表现,常伴有发热,很快出现杵状指(趾),双肺底可闻及爆裂音。部分患者可发生自发性气胸。继发感染时可有脓痰。

2.实验室检查

血常规、尿常规、肝肾功能等化验结果不具有特异性。动脉血气分析可显示不同程度的低氧血症,不伴有二氧化碳潴留。

3.辅助检查

(1)胸部 X 线检查:X 线胸片对诊断上述疾病的敏感性及特异性均较差,病程早期胸片可能正常,后期可见双肺纹理增多。

(2)胸部高分辨率 CT 扫描(HRCT):HRCT 对于上述各型 IIP 诊断的敏感性和特异性明显高于胸部平片和普通胸部 CT。各型 IIP 都有不同的胸部 HRCT 表现。

1)DIP 主要表现为双下肺、外周分布为主的磨玻璃影,部分可表现为斑片、网格影,少部分可表现为不规则线状影、蜂窝影。

2)RB-ILD 主要表现为多发性小叶中心型的小结节影、片状分布的磨玻璃影、支气管血管束的增粗,部分还可以看到气体陷闭的表现和以双上肺分布为著的肺气肿。

3)LIP 主要表现为支气管血管束增厚,双肺或弥漫分布的小叶中心型磨玻璃影,肺内多发的薄壁囊腔影也不少见。部分患者可以表现为斑片、片状实变影或伴有肺门、纵隔淋巴结肿大。

4)AIP 主要表现为双侧、多灶性或弥漫性磨玻璃影和(或)实变,一般不伴胸腔积液。病灶以下肺、胸膜下分布为主,病变常为双侧对称性分布。早期表现为弥漫性磨玻璃影、散在的实变影,以后可出现不对称的弥漫性网状、条索状影及进展的实变影,并扩展至中上肺野,尤以外带、胸膜下为明显。但肺尖部病变少见。晚期表现为网格影、牵张性支气管扩张、蜂窝肺等。

(3)肺功能:DIP 和 RB-ILD 可表现为阻塞性通气功能障碍和不同程度的弥散功能障碍;LIP、AIP 表现为限制性通气功能障碍和不同程度的弥散功能障碍,但很少 AIP 患者能耐受肺功能检查。

(4)肺脏病理:①DIP 的肺脏病理:病变呈弥漫性分布,以细支气管周围为著;肺泡腔内均匀散布大量的巨噬细胞,肺泡间隔的炎症或纤维化相对较轻,肺泡结构通常无明显破坏,蜂窝样改变或成纤维细胞灶极少见。②RB-ILD 的肺脏病理:病变为片状分布,病灶一般沿肺小叶中心分布;肺泡腔内大量巨噬细胞;病变周围的肺泡间隔增宽、Ⅱ型上皮细胞增生,有淋巴细胞、巨噬细胞的浸润,部分可以有轻中度的纤维化;常伴有小叶中心型肺气肿。③LIP 的肺脏病理:肺间质内弥漫性成熟的淋巴细胞及浆细胞浸润,可呈结节状增生。④AIP 的肺脏病理:表现为弥漫性肺泡损伤(DAD)。

(5)支气管镜检查:支气管镜及镜下相关操作,如支气管肺泡灌洗液的分析、经支气管镜肺活检,对于 DIP、RB-ILD、LIP 和 AIP 无诊断价值。DIP 和 RB-ILD 的肺泡灌洗液中以巨噬细胞升高为主,LIP以淋巴细胞升高为主,很少AIP患者能耐受肺泡灌洗。

(6)CT或B超引导下经皮肺穿活检:对于DIP、RB-ILD、LIP和AIP的诊断价值不大,仅有极少数的患者可经此项操作来诊断。

(7)外科肺活检:上述各型IIP的确诊有赖于外科肺活检。

二、治疗

(1)RB-ILD和DIP患者的治疗以严格戒烟为基础,大多数患者在严格戒烟后病情减轻、缓解。激素和免疫抑制剂对RB-ILD患者的疗效不确切。对于病情进展快或病情重或若经戒烟无效的DIP患者,在严格戒烟的基础上,可以加用全身糖皮质激素治疗,使用剂量通常为$0.5\sim1$mg/(kg·d),$6\sim8$周后渐渐减量。疗程在1年左右,治疗有效率可达60%以上。

(2)LIP的主要治疗方案为单纯糖皮质激素、糖皮质激素联合细胞毒药物治疗,但对于激素的使用方案(包括起始剂量、减量方案等)尚未达成共识。一般建议起始泼尼松剂量为$0.6\sim1$mg/(kg·d),$4\sim6$周后开始减量,$1\sim2$年内减停。糖皮质激素治疗期间,还需要注意补钙;使用细胞毒药物期间,需要监测血常规、肝肾功能变化等及时发现药物相关的不良反应。细胞毒药物可选用环磷酰胺、硫唑嘌呤、甲氨蝶呤等。随诊中需要警惕淋巴瘤的发生。

(3)对于AIP,目前尚无有效的治疗方法,在急性进展期,对症、支持疗法尤为重要,合适的机械通气支持,尽可能维持理想的氧合、减少呼吸机相关性肺损伤等。药物治疗方案尚未达成共识,建议尽早应用糖皮质激素,静脉注射甲泼尼龙500~1000mg/d,持续$3\sim5$d;病情稳定后再改为口服。也可联合免疫抑制剂,如环磷酰胺、硫唑嘌呤、环孢素等,但疗效有待进一步评估。鉴于很难鉴别是否合并感染或继发感染,一般建议联合抗生素治疗。

第六章　胸膜疾病

第一节　胸腔积液

胸膜腔是位于肺和胸壁之间的一个潜在的腔隙。在正常情况下脏层胸膜和壁层胸膜表面有一层很薄的液体,在呼吸运动时起润滑作用。胸膜腔和其中的液体并非处于静止状态,在每一次呼吸周期中胸膜腔形状和压力均有很大变化,使胸腔内液体持续滤出和吸收,并处于动态平衡。任何因素使胸膜腔内液体形成过快或吸收过缓,即产生胸腔积液(又称胸水)。

一、循环机制

正常人胸膜腔内有 3~15mL 液体,在呼吸运动时起润滑作用,但胸膜腔中的积液量并非固定不变。即使是正常人,每 24h 亦有 500~1000mL 的液体形成与吸收。胸膜腔内液体自毛细血管的静脉端再吸收,其余的液体由淋巴系统回收至血液,滤过与吸收处于动态平衡。若由于全身或局部病变破坏了这种动态平衡,致使胸膜腔内液体形成过快或吸收过缓,临床产生胸腔积液(简称胸液)。胸腔积液是指任何病理原因使其产生增多或吸收减少,胸腔内的液体超出正常范围的一种病理改变。胸腔积液分渗出液和漏出液两种。胸腔积液会压迫周围的肺组织,影响呼吸功能。根据胸腔积液的液体性质的不同,主要可以分为以下几类:浆液、血液(血胸)、脂性(乳糜胸)、脓性(脓胸)。

二、病因和发病机制

胸腔积液是常见的内科问题,肺、胸膜和肺外疾病均可引起。临床上常见的病因和发病机制有:

(1)胸膜毛细血管内静水压增高。

(2)胸膜毛细血管通透性增加。

(3)胸膜毛细血管内胶体渗透压降低。

(4)壁层胸膜淋巴引流障碍。

(5)损伤所致胸腔内出血。

(6)医源性胸腔积液。

三、分类

1.漏出液

由充血性心力衰竭、肝病、低蛋白血症和肺栓塞等引起。

2.变更漏出液

由于肺扭转、膈疝、充血性心力衰竭或脱落肿瘤细胞阻塞淋巴回流引起。变更漏出液中中性粒细胞、间皮细胞和红细胞比漏出液中多,蛋白和比重增大。

3.渗出液

分腐败性和非腐败性渗出液两种。腐败性渗出液由于外伤或穿孔,使细菌、真菌、病毒、寄生虫等进入胸腔引起;非腐败性渗出液见于传染性腹膜炎、胰腺炎、尿毒症、肺叶扭转和新生瘤等。

4.乳糜性积液

又称乳糜胸,见于先天性胸导管异常、胸导管肿瘤和栓塞。

5.胸腔积血

见于外伤、双香豆素中毒等。

四、临床表现

(一)症状

详细描述年龄、病史、症状及体征对诊断有参考价值。结核性胸膜炎多见于青年人,常有发热。中年以上患者应警惕由肺癌所致的胸膜转移。炎性积液多为渗出性,常伴有胸痛及发热。由心力衰竭所致胸腔积液为漏出液。肝脓肿所伴右侧胸腔积液可为反应性胸膜炎,也可为脓胸。积液量少于 0.3L 时症状多不明显,若超过 0.5L,患者渐感胸闷。局部叩诊浊音,呼吸音降低。积液量增多后,两层胸膜隔开,不再随呼吸摩擦,胸痛亦渐缓解,但呼吸困难亦渐加剧。大量积液时纵隔脏器受压,心悸及呼吸困难更加明显。

(二)体征

与积液量有关。少量积液时,可无明显体征,或可触及胸膜摩擦感及闻及胸膜摩擦音。中度至大量积液时,患侧胸廓饱满,触觉语颤减弱,局部叩诊浊音,呼吸音减低或消失,可伴有气管、纵隔向健侧移位。肺外疾病如胰腺炎和类风湿关节炎等,引起的胸腔积液多有原发病的体征。

五、实验室和特殊检查

(一)诊断性胸腔穿刺和胸水检查

对明确积液性质及病因诊断至关重要,大多数积液的原因通过胸水分析可确定。疑为渗出液必须做胸腔穿刺,如有漏出液病因则避免胸腔穿刺。不能确定时也应做胸腔穿刺抽液检查。

1.外观

漏出液透明清亮,静置不凝固,比重<1.016。渗出液多呈草黄色,稍浑浊,易有凝块,比重>1.018。血性胸水呈洗肉水样或静脉血样,多见于肿瘤、结核和肺栓塞。乳状胸水多为乳糜胸。巧克力色胸水考虑阿米巴肝脓肿破溃入胸腔的可能。黑色胸水可能为曲霉菌感染。黄绿色胸水见于类风湿关节炎。厌氧菌感染胸水常有臭味。

2.细胞

胸膜炎症时,胸水中可见各种炎症细胞及增生与退化的间皮细胞。漏出液细胞数常少于 $100 \times 10^6/L$,以淋巴细胞与间皮细胞为主。渗出液的白细胞常超过 $500 \times 10^6/L$。脓胸时白细胞多达 $10\,000 \times 10^6/L$ 以上。中性粒细胞增多时提示为急性炎症;淋巴细胞为主则多为结核性或肿瘤性;寄生虫感染或结缔组织病时嗜酸性粒细胞常增多。胸水中红细胞超过 $5 \times 10^9/L$ 时,可呈淡红色,多由恶性肿瘤或结核所致。胸腔穿刺损伤血管也可引起血性胸水,应谨慎鉴别。红细胞超过 $100 \times 10^9/L$ 时应考虑创伤、肿瘤或肺梗死。外周血红细胞比容50%以上时为血胸。

恶性胸水中有40%~90%可查到恶性肿瘤细胞,反复多次检查可提高检出率。胸水标本有凝块应固定及切片行组织学检查。胸水中恶性肿瘤细胞常有核增大且大小不一、核畸变、核深染、核浆比例失常及异常有丝核分裂等特点,应注意鉴别。胸水中间皮细胞常有变形,易误诊为肿瘤细胞。结核性胸水中间皮细胞常低于 5%。

3.pH 和葡萄糖

正常胸水 pH 接近 7.6。pH 降低可见于不同原因的胸腔积液,脓胸、食管破裂、类风湿性积液 pH 常降低,如 pH<7.0 者仅见于脓胸以及食管破裂所致胸腔积液。结核性胸水和恶性积液 pH 也可降低。

正常胸水中葡萄糖含量与血中含量相近。漏出液与大多数渗出液葡萄糖含量正常;而脓胸、类风湿关节炎、系统性红斑狼疮、结核和恶性胸腔积液中葡萄糖含量可＜3.3mmol/L。若胸膜病变范围较广,使葡萄糖及酸性代谢物难以透过胸膜,葡萄糖和 pH 均较低,提示肿瘤广泛浸润。其胸水肿瘤细胞发现率高,胸膜活检阳性率高,胸膜固定术效果差,患者存活时间亦短。

4.病原体

胸水涂片查找细菌及培养,有助于病原诊断。结核性胸膜炎胸水沉淀后作结核菌培养,阳性率仅 20%,巧克力色胸水应镜检阿米巴滋养体。

5.蛋白质

渗出液的蛋白含量较高(＞30g/L),胸水/血清比值大于 0.5。漏出液蛋白含量较低(＜30g/L),以清蛋白为主,黏蛋白试验(Rivalta 试验)阴性。

6.类脂

乳糜胸的胸水呈乳状浑浊,离心后不沉淀,苏丹 Ⅲ 染成红色;甘油三酯含量＞1.24mmol/L,胆固醇不高,脂蛋白电泳可显示乳糜微粒,多见于胸导管破裂。假性乳糜胸的胸水呈淡黄色或黯褐色,含有胆固醇结晶及大量退变细胞(淋巴细胞、红细胞),胆固醇多大于 5.18mmol/L,甘油三酯含量正常。与陈旧性积液胆固醇积聚有关,见于陈旧性结核性胸膜炎、恶性胸水、肝硬化和类风湿关节炎胸腔积液等。

7.酶

渗出液乳酸脱氢酶(LDH)含量增高,大于 200U/L,且胸水/血清 LDH 比值大于 0.6。LDH 活性是反映胸膜炎症程度的指标,其值越高,表明炎症越明显。LDH＞500U/L 常提示为恶性肿瘤或胸水已并发细菌感染。

胸水淀粉酶升高可见于急性胰腺炎、恶性肿瘤等。急性胰腺炎伴胸腔积液时,淀粉酶渗漏致使该酶在胸水中含量高于血清中含量。部分患者胸痛剧烈、呼吸困难,可能掩盖其腹部症状,此时胸水淀粉酶已升高,临床诊断应予注意。淀粉酶同工酶测定有助于肿瘤的诊断,如唾液淀粉酶升高而非食管破裂,则恶性肿瘤可能性极大。

腺苷脱氨酶(ADA)在淋巴细胞内含量较高。结核性胸膜炎时,因细胞免疫受刺激,淋巴细胞明显增多,故胸水中 ADA 多高于 45U/L。其诊断结核性胸膜炎的敏感度较高。HIV 合并结核患者 ADA 不升高。

8.免疫学检查

结核性胸膜炎胸水 γ 干扰素多大于 200pg/mL。系统性红斑狼疮及类风湿关节炎引起的胸腔积液中补体 C_3、C_4 成分降低,且免疫复合物的含量增高。系统性红斑狼疮胸水中抗核抗体滴度可达 1∶160 以上。

9.肿瘤标志物

癌胚抗原(CEA)在恶性胸水中早期即可升高,且比血清更显著。若胸水 CEA＞20μg/L 或胸水/血清 CEA＞1,常提示为恶性胸水,其敏感性 40％～60％,特异性70％～88％。胸水端粒酶测定与 CEA 相比,其敏感性和特异性均大于 90％。近年还开展许多肿瘤标志物检测,如糖链肿瘤相关抗原、细胞角蛋白 19 片段、神经元特异烯醇酶等,可作为鉴别诊断的参考。联合检测多种标志物,可提高阳性检出率。

(二)X 线检查

其改变与积液量和是否有包裹或粘连有关。极小量的游离性胸腔积液,胸部X 线仅见肋膈角变钝;积液量增多时显示有向外侧、向上的弧形上缘的积液影。平卧时积液散开,使整个肺野透亮度降低。大量积液时患侧胸部致密影,气管和纵隔推向健侧。液气胸时有气液平面。积液时常遮盖肺内原发病灶,故复查胸片应在抽液后,可发现肺部肿瘤或其他病变。包裹性积液不随体位改变而变动,边缘光滑饱满,多局限于肺叶间或肺与膈之间。肺底积液可仅有膈肌升高或形状的改变。CT 检查可显示少量的胸腔积液、肺内病变、胸膜间皮瘤、胸内转移性肿瘤、纵隔和气管旁淋巴结等病变,有助于病因诊断。CT 扫描诊断胸腔积液的准确性,在于能正确鉴别支气管肺癌的胸膜侵犯或广泛转移,良性或恶性胸膜增厚,对恶性胸腔积液的病因诊断、肺癌分期与选择治疗方案至关重要。

(三)超声检查

超声探测胸腔积液的灵敏度高,定位准确。临床用于估计胸腔积液的深度和积液量,协助胸腔穿刺定位。B 超引导下胸腔穿刺用于包裹性和少量的胸腔积液。

(四)胸膜活检

经皮闭式胸膜活检对胸腔积液病因诊断有重要意义,可发现肿瘤、结核和其他胸膜肉芽肿性病变。拟诊结核病时,活检标本除做病理检查外,还应做结核菌培养。胸膜针刺活检具有简单、易行、损伤性较小的优点,阳性诊断率为 40％～75％。CT 或 B 超引导下活检可提高成功率。脓胸或有出血倾向者不宜做胸膜活检。如活检证实为恶性胸膜间皮瘤,1 个月内应对活检部位行放射治疗。

(五)胸腔镜或开胸活检

对上述检查不能确诊者,必要时可经胸腔镜或剖胸直视下活检。由于胸膜转移性肿瘤 87％在脏层,47％在壁层,故此项检查有积极的意义。胸腔镜检查对恶性胸腔积液的病因诊断率最高,可达 70％～100％,为拟定治疗方案提供依据。通过胸腔镜能全面检查胸膜腔,观察病变形态特征、分布范围及邻近器官受累情况,且可在直视下多处活检,故诊断准确率较高,肿瘤临床分期亦较准确。临床上有少数胸腔积液的病因虽经上述诸种检查仍难以确定,如无特殊禁忌,可考虑剖胸探查。

(六)支气管镜

对有咯血或疑有气道阻塞者可行此项检查。

六、诊断

(一)诊断要点

1.病因

(1)感染性如结核性胸膜炎、化脓性胸膜炎、阿米巴性脓胸。

(2)肿瘤性如肺癌、乳腺癌、胸膜转移癌、胸膜间皮瘤等。

(3)结缔组织与变态反应性疾病如风湿、类风湿、系统性红斑狼疮等。

(4)充血性心力衰竭、肾病综合征、肝硬化及胸部外伤等。

2.症状

少量胸腔积液时常无明显症状,大量胸腔积液时患者可有气促、胸闷、心悸。

3.体征

随着积液量的增加,体检可见患侧胸廓饱满,呼吸动度减弱,气管向健侧移位,叩诊胸部呈浊音或实音,听诊呼吸音减弱或消失。

4.X线检查

积液量＞300mL 时可见肋膈角变钝,包裹性积液可呈圆形或梭形。

5.超声检查

可见肺部积液征。

6.CT 检查

可见胸腔积液或积液所掩盖的病变。

7.胸膜活检

病理学检查可明确诊断。

(二)胸腔穿刺

1.确定性质

(1)血性多见于癌、结核、外伤等。

(2)脓性多为脓胸,可继发感染。

(3)乳糜性多为淋巴淤滞。

(4)渗出液常见于结核、炎症。

(5)漏出液考虑肾病、肝硬化、心力衰竭等。

2.病原体检查

可行积液涂片和培养。

3.酶学检查

积液 LDH＞5000U/L 提示恶性肿瘤;腺苷酸脱氨酶、溶菌酶和血管紧张素转化酶在结核性积液时常增高,而肿瘤性积液一般不增高。

4.免疫学检查

结缔组织疾病性积液中补体减少。红斑狼疮所致胸腔积液狼疮细胞于胸液中更易发现。

(三)恶性积液

多为恶性肿瘤进展所致,是晚期恶性肿瘤常见并发症,如肺癌伴有胸腔积液者多属晚期。影像学检查有助于了解肺内及纵隔淋巴结等病变范围。鉴于其胸液生长迅速且持续存在,常因大量积液的压迫引起严重呼吸困难,甚至导致死亡,故需反复胸腔穿刺抽液,但反复抽液可使蛋白丢失太多(1L 胸液含蛋白 40g),故治疗甚为棘手,效果不理想。为此,正确诊断恶性肿瘤及组织类型,及时进行合理有效的治疗,对缓解症状、减轻痛苦、提高生存质量、延长生命有重要意义。

全身化疗对于部分小细胞肺癌所致胸腔积液有一定疗效。纵隔淋巴结有转移者可行局部放射治疗。在抽吸胸液后,胸腔内注入包括阿霉素、顺铂、氟尿嘧啶、丝裂霉素、硝卡芒芥、博来霉素等在内的抗肿瘤药物,是常用的治疗方法,有助于杀伤肿瘤细胞,减缓胸液的产生,并可以引起胸膜粘连。胸腔内注入生物免疫调节剂,是近年来探索治疗恶性胸腔积液较为成功的方法,诸如短小棒状杆菌疫苗(CP)、IL-2、干扰素 β、干扰素 γ、淋巴因子激活的杀伤细胞(LAK 细胞)、肿瘤浸润性淋巴细胞(TIL)等,可抑制恶性肿瘤细胞,增强淋巴细胞局部浸润及活性,并使胸膜粘连。为闭锁胸膜腔,可用胸腔插管将胸液引流完后,注入胸膜粘连剂,如四环素、红霉素、滑石粉,使两层胸膜发生粘连,以避免胸液的再度形成,若同时注入少量利多卡因及地塞米松,可减轻疼痛及发热等不良反应。虽经上述多种治疗,恶性胸腔积液的预后不良。

七、鉴别诊断

检查大致可确定积液性质。通常漏出液应寻找全身因素,渗出液除与胸膜本身病变相关外,亦可能由全身性疾病引起,鉴别诊断应注意起病缓急、发热、衰弱、胸痛等全身性或肺、胸膜局部症状;有无呼吸困难、能否平卧、有无下肢水肿;有无腹水或腹部肿块、浅表淋巴结肿大、关节或皮肤病变等,并结合血象、X 线胸片、B 超、胸液、结核菌素试验等,必要时作胸膜活检综合分析。

胸腔积液的诊断,应首先鉴别渗出液与漏出液。渗出液最常见的病因为结核性胸膜炎,以年轻患者为多,结核菌素试验阳性,体检除胸腔积液体征外无重要发现,胸腔积液呈草黄色,淋巴细胞为主,胸膜活检无特殊改变。若未经有效抗结核治疗,随访 5 年,约有 1/3 可能出现肺内或肺外结核病变。漏出液可能与左心衰竭、低蛋白血症等有关。

结核性与恶性胸腔积液常需认真鉴别,两者在临床上均较常见,但治疗与预后迥然不同。恶性肿瘤侵犯胸膜引起胸腔积液称为恶性胸腔积液,胸腔积液多呈血性,量大,增长迅速,pH$<$7.4,CEA 超过 $10\sim15\mu g/L$,LDH$>$500U/L,常由肺癌、乳腺癌转移至胸膜所致。结核性胸膜炎多有发热,pH 多低于 7.3,ADA 活性明显高于其他原因所致胸腔积液,CEA 及铁蛋白通常并不增高。若临床难以鉴别时,可予抗结核治疗,监测病情及随访治疗效果。老年结核性胸膜炎患者可无发热,结核菌素试验亦常阴性,应予注意。若试验阴性且抗结核治疗无效,仍应考虑由肿瘤所致,结合胸液脱落细胞检查、胸膜活检、胸部影像(CT、MRI)、纤支镜及胸腔镜等,有助于进一步鉴别。CT 扫描诊断胸腔积液的准确性,在于能正确鉴别支气管肺癌的胸膜侵犯或广泛转移,对恶性胸腔积液的病因诊断、肺癌分期与选择方案至关重要。MRI 在胸腔积液诊断方面,尤其在恶性胸腔积液的诊断上,可补充 CT 扫描的不足,其特异性显然优于 CT。胸膜针刺活检具有简单、易行、损伤性较少的优点,阳性诊断率为 40%~75%。胸腔镜检查对恶性胸腔积液的病因诊断率最高,可达 70%~100%,可为拟定治疗方案提供证据。通过胸腔镜能全面检查胸膜腔,观察病变形态特征、分布范围及邻近器官受累情况,且可在直视下多处活检,故诊断准确率较高,肿瘤临床分期也较准确。临床上有少数胸腔积液的病因虽经上述诸种检查仍难以确定,如无特殊禁忌,可考虑剖胸探查。

八、治疗

胸腔积液为胸部或全身疾病的一部分,病因治疗尤为重要。漏出液常在纠正病因后可吸收。

(一)结核性胸膜炎

1.一般治疗

包括休息、营养支持和对症治疗。

2.抽液治疗

由于结核性胸膜炎胸水蛋白含量高,容易引起胸膜粘连,原则上应尽快抽尽胸腔内积液或肋间插细管引流。可解除肺及心脏、血管受压,改善呼吸,使肺功能免受损伤。抽液后可减轻毒性症状,使体温下降,有助于使被压迫的肺迅速复张。大量胸水者每周抽液 2～3 次,直至胸水完全消失。首次抽液不要超过 700mL,以后每次抽液量不应超过 1000mL,过快、过多抽液可使胸腔压力骤降,发生复张后肺水肿或循环衰竭。表现为剧咳、气促、咳大量泡沫状痰,双肺满布湿啰音,PaO_2 下降,X 线显示肺水肿征。应立即吸氧,酌情应用糖皮质激素及利尿剂,控制液体入量,严密监测病情与酸碱平衡,有时需气管插管机械通气。若抽液时发生头晕、冷汗、心悸、面色苍白、脉细等表现应考虑"胸膜反应",应立即停止抽液,使患者平卧,必要时皮下注射 0.1％肾上腺素 0.5mL,密切观察病情,注意血压变化,防止休克。一般情况下,抽胸水后,没必要在胸腔内注入抗结核药物,但可注入链激酶等防止胸膜粘连。

3.糖皮质激素

疗效不肯定。全身毒性症状严重、大量胸水者,在抗结核药物治疗的同时,可尝试加用泼尼松 30mg/d,分 3 次口服。待体温正常、全身毒性症状减轻、胸水量明显减少时,即应逐渐减量以至停用。停药速度不宜过快,否则易出现反跳现象,一般疗程 4～6 周。注意不良反应或结核播散,应慎重掌握适应证。

（二）类肺炎性胸腔积液和脓胸

前者一般积液量少,经有效的抗生素治疗后可吸收,积液多者应胸腔穿刺抽液,胸水 pH＜7.2 应肋间插管引流。

脓胸治疗原则是控制感染、引流胸腔积液及促使肺复张,恢复肺功能。抗菌药物要足量,体温恢复正常后再持续用药 2 周以上,防止脓胸复发,急性期联合抗厌氧菌的药物,全身及胸腔内给药。引流是脓胸最基本的治疗方法,反复抽脓或闭式引流。可用 2％碳酸氢钠或生理盐水反复冲洗胸腔,然后注入适量抗生素及链激酶,使脓液变稀便于引流。少数脓胸可采用肋间插管闭式引流。对有支气管胸膜瘘者不宜冲洗胸腔,以免引起细菌播散。慢性脓胸应改进原有的脓腔引流,也可考虑外科胸膜剥脱术等治疗。此外,一般支持治疗亦相当重要,应给予高能量、高蛋白及富含维生素的食物,纠正水、电解质紊乱及维持酸碱平衡。

（三）恶性胸腔积液

包括原发病和胸腔积液的治疗。例如,部分小细胞肺癌所致胸腔积液全身化疗有一定疗效,纵隔淋巴结有转移者可行局部放射治疗。胸腔积液多为晚期恶性肿瘤常见并发症,其胸水生长迅速,常因大量积液的压迫引起严重呼吸困难,甚至导致死亡。常需反复胸腔穿刺抽液,但反复抽液可使蛋白丢失太多,效果不理想。可选择化学性胸膜固定术,在抽吸胸水或胸腔插管引流后,胸腔内注入博来霉素、顺铂、丝裂霉素等抗肿瘤药物,或胸膜粘连剂,如滑石粉等,可减缓胸水的产生。也可胸腔内注入生物免疫调节剂,如短小棒状杆菌疫苗、白介素-2、干扰素、淋巴因子激活的杀伤细胞、肿瘤浸润性淋巴细胞等,可抑制恶性肿瘤细胞,增强淋巴细胞局部浸润及活性,并使胸膜粘连。此外,可胸腔内插管持续引流,目前多选用细管引流,具有创伤小、易固定、效果好、可随时向胸腔内注入药物等优点。对插管引流后肺仍不复张者,可行胸-腹腔分流术或胸膜切除术。虽经上述多种治疗,恶性胸腔积液的预后不良。

第二节   气胸

胸膜腔由胸膜壁层和脏层构成,是不含空气的密闭的潜在性腔隙。任何原因使胸膜破损,空气进入胸膜腔,称为气胸。此时胸膜腔内压力升高,甚至负压变成正压,使肺脏压缩,静脉回心血流受阻,产生不同程度的肺、心功能障碍。

根据有无原发疾病,自发性气胸可分为原发性和继发性气胸两种类型。

诱发气胸的因素为剧烈运动,咳嗽,提重物或上臂高举,举重运动,用力解大便等。当剧烈咳嗽或用力解大便时,肺泡内压力升高,致使原有病损或缺陷的肺组织破裂引起气胸。使用人工呼吸器,若送气压力太高,也可能发生气胸。据统计,有50%～60%的气胸病例找不到明显诱因,有6%左右患者甚至在卧床休息时发生。

一、发病机制

常规 X 线检查,肺部无明显病变,但胸膜下(多在肺尖部)可有肺大疱,一旦破裂所形成的气胸称为特发性气胸,多见于瘦高体型的男性青壮年。非特异性炎症瘢痕或弹力纤维先天发育不良,可能是形成这种胸膜下肺大疱的原因。

自发性气胸常继发于基础肺部病变,如肺结核(病灶组织坏死,或者在愈合过程中,瘢痕使细支气管半阻塞形成的肺大疱破裂),慢性阻塞性肺疾患(肺气肿泡内高压、破裂),肺癌(细支气管半阻塞,或是癌肿侵犯胸膜、阻塞性肺炎,继而脏层胸膜破裂),肺脓肿、尘肺等。有时胸膜上具有异位子宫内膜,在月经期可以破裂而发生气胸(月经性气胸)。自发性气胸以继发于慢性阻塞性肺病和肺结核最为常见,其次是特发性气胸。脏层胸膜破裂或胸膜粘连带撕裂,其中血管破裂,可以形成自发性血气胸。航空、潜水作业而无适当防护措施时，从高压环境突然进入低压环境，以及持续正压人工呼吸加压过高等，均可发生气胸。抬举重物等用力动作，咳嗽、喷嚏、屏气或高喊大笑等常为气胸的诱因。

1.原发性气胸

又称特发性气胸。它是指肺部常规 X 线检查未能发现明显病变的健康者所发生的气胸，好发于青年人，特别是男性瘦长体型者。根据国外文献报道，这种气胸占自发性气胸首位，而国内则以继发性气胸为主。

本病发生原因和病理机制尚未十分明确。大多数学者认为由于胸膜下微小泡和肺大疱的破裂所致。根据对特发性气胸患者肺大疱病理组织学检查发现，是以胸膜下非特异性炎症性瘢痕为基础，即细支气管周围非特异性炎症引起脏层胸膜和胸膜下的弹力纤维和胶原纤维增生而成瘢痕，可使邻近的肺泡壁弹性降低导致肺泡破裂，在胸膜下形成肺大疱。细支气管本身的非特异性炎症起着单向活瓣作用，从而使间质或肺泡产生气肿性改变而形成肺大疱。某些学者认为肺组织的先天性发育不良是肺大疱形成的原因。即由于弹力纤维先天性发育不良，而弹性低下，肺泡壁扩张形成大泡而破裂。马方（Marfan）综合征（一种先天性遗传性结缔组织缺乏疾病）好发自发性气胸即是典型的例子。国外有家族性自发性气胸报道，宫氏报道 725 例自发性气胸中有 11 例家族史，木村报道同胞兄弟同时发生自发性气胸，可能意味着遗传因素的存在。

2.继发性气胸

其产生机制是在其他肺部疾病的基础上，形成肺大疱或直接损伤胸膜所致。常为慢性阻塞性肺气肿或炎症后纤维病灶（如矽肺、慢性肺结核、弥漫性肺间质纤维化、囊性肺纤维化等）的基础上，细支气管炎症狭窄、扭曲，产生活瓣机制而形成肺大疱。在咳嗽、打喷嚏或肺内压增高时，导致肺大疱破裂引起气胸。吴氏等报道的 179 例自发性气胸病因中，慢性支气管炎并发肺气肿者占首位（38.5%），其次为肺结核占 17.3%，特发性气胸占 13.4%（第 3 位）、金黄色葡萄球菌性肺炎占 12.3%（第 4 位），余者为其他原因。

金黄色葡萄球菌、厌氧菌或革兰阴性杆菌等引起的化脓性肺炎、肺脓肿病灶破裂到胸腔，产生脓气胸。真菌或寄生虫等微生物感染胸膜、肺，浸润或穿破脏层胸膜引起气胸。支气管囊肿破裂等可并发气胸。此外，食管等邻近器官穿孔破入胸膜腔，应用正压人工通气，长时间使用糖皮质激素等也可引起气胸。近年来某些疾病引起的继发性气胸逐渐被人们所注意。

（1）肺癌，尤其是转移性肺癌，随着综合性治疗的进展，肺癌患者的生存期逐渐延长,继发于肺癌的气胸必将日渐增多,其发生率占肺癌患者的 4%(尤其多见于晚期小细胞肺癌)。其产生原因是:肿瘤阻塞细支气管,导致局限性肺气肿;阻塞性肺炎进一步发展成肺化脓症,最后向胸腔破溃;肿瘤本身侵犯或破坏脏层胸膜膜。

(2)结节病,主要为第 3 期阶段,气胸发生率为 2%～4%。由于后期纤维化导致胸膜下大疱形成或因肉芽肿病变直接侵犯胸膜所致。

(3)组织细胞增多症 X:据报道其自发性气胸的发生率可达 20%～43%,这与该病晚期发生明显的肺纤维化,最后导致"蜂窝肺"和形成肺大疱有关。

(4)肺淋巴管平滑肌瘤病(LAM):据文献报道约有 40%患者并发自发性气胸。Taylor 报道 32 例 LAM 中,26 例(81%)发生气胸。本病发生与体内雌激素变化有密切关系。由于支气管旁平滑肌增生可部分或完全阻塞气道,引起肺大疱、肺囊肿,最终导致破裂发生气胸。

(5)艾滋病:引起自发性气胸的发生率为 2%～5%。Coker 等报道 298 例艾滋病中气胸发生率为 4%。其发生机制可能为:该病易侵犯胸膜肺组织,且易并发卡氏肺囊虫肺炎,后者对肺和胸膜具有破坏作用,导致气胸;位于肺巨噬细胞的人类免疫缺陷病毒(HIV)的直接细胞毒效应引起弹性蛋白酶释放,导致肺气肿,形成肺大疱。

3.特殊类型的气胸

(1)月经性气胸:即与月经周期有关的反复发作的气胸。本病于 1958 年首先由 Maurer 报道,并于 1972 年由 Lillington 正式命名为月经性气胸。其发生率仅占女性自发性气胸的 0.9%,约占 50 岁以下女性气胸患者的 5.6%。其发生原因主要与肺、胸膜或横膈的子宫内膜异位有关。确切的发病机制至今未明。但人们提出一些理论试图解释本病的发生机制:①胸腔内子宫内膜异位学说:其理由是气胸发作和月经周期密切相关;许多病例发现在胸腔内有子宫内膜异位;本病右侧多见且和胸腔内子宫内膜异位位置是一致的;发病年龄在两者也是相同的。因胸腔有子宫内膜异位的存在,细支气管内子宫内膜病灶在经期时充血、肿胀,使管腔部分阻塞而形成"活瓣"作用,致使远端局限性充气过度导致胸膜破裂。但是也有不能解释的现象:因本病而开胸手术的病例未发现子宫内膜异位病灶者约占 75%;胸部子宫内膜异位症的患者常有胸腔积液,月经性咯血,而月经性气胸并不伴有咯血和胸腔积液,因此子宫内膜异位引起的月经性气胸只代表部分气胸的病因。②膈肌通道裂孔学说:从膈肌的胚胎发育和解剖生理来看,气体自腹腔进入胸腔的途径为:膈肌的先天性缺陷,如 Morgagni 孔和 Bochdalek 孔等;膈肌上正常的食管、主动脉及下腔静脉裂孔;膈肌先天性破裂。Meigs' 综合征及肺结核患者气腹治疗后出现的气胸已经证实胸腹腔之间存在通路。但在男性中没有见到单因膈肌缺陷而发生自发性气胸者。国外曾发现 1 例自发性气胸伴气腹者，并试图通过放射性核素显像法来证明其胸腹间有交通，但结果不支持。上述资料进一步证实了女性特定的发病机制。在月经期间因有不均匀的子宫收缩可能使空气进入宫腔，并经输卵管到达腹腔。此时恰逢闭塞膈肌小孔的异位子宫内膜组织脱落，膈肌通道临时开放，在胸腔负压吸引泵的作用下将气体从膈肌裂孔吸入胸膜腔而发病；而非月经期时因黏液栓子封闭宫颈，阻断气体由生殖道进入胸腔。这种理论可解释本病许多临床征象，如做诊断性人工气腹者可诱发气胸；做输卵管结扎或子宫切除后气胸可治愈。然而具有膈肌子宫内膜异位症和缺损者少见，仅占 19%，且不少病例经手术阻断膈肌通道后仍有复发，因此不能单用本理论作全面合理的解释。③Kovarik 等认为盆腔内的子宫内膜组织可能通过膈肌缺损或血流、淋巴途径播散到肺胸膜下形成病灶，并在月经期脱落造成肺内气体外漏而产生气胸。日本学者报道 1 例经开胸探查未见膈肌异常，而在破裂的肺大疱周围发现了子宫内膜组织，更加支持本理论。④前列腺素（主要为前列腺素 F2a）水平升高与月经性气胸有关：前列腺素可调节肺血管和支气管平滑肌的舒缩功能。Rossi 认为本病是患者在月经期间血中前列腺素 F2a 水平上升，使支气管平滑肌收缩，气道内压力升高，促使肺泡及胸膜破裂形成气胸。而且前列腺素 F2a 可引起子宫内膜坏死。但目前尚缺乏充足的证据。

（2）妊娠合并气胸：以生育期年轻女性为多。本病患者因每次妊娠而发生气胸。根据气胸出现的时间，可分为早期（妊娠 3~5 个月）和后期（妊娠 8 个月以上）两种，其发生机制尚不十分清楚。有人认为与肾上腺皮质激素水平的变化和胸廓顺应性改变有关。妊娠早期发生的气胸，有学者认为与肾上腺皮质激素水平下降有关。文献报道患者平时尿中 17-羟类固醇含量为 $3.25\mu mol/24h(1.18mg/24h)$，而妊娠时则降至 $2.125\mu mol/24h(0.77mg/24h)$。但也有认为妊娠时肾上腺皮质功能亢进，从而抑制了结缔组织损伤后的修复而引起。对于妊娠后期发生的自发性气胸，可能与胸廓顺应性低下而导致胸腔内压升高有关。

（3）老年人自发性气胸：60 岁以上的人发生自发性气胸称为老年人自发性气胸。近年来，本病发病率有增高趋势，男性较女性多。大多数继发于慢性肺部疾患（约占 90%），其中以慢性阻塞性肺部疾病占首位。发生机制尚不十分清楚，但可能在原有的慢性肺部疾病基础上，由于老年人全身组织和器官不断衰老，肺泡弹性降低，全身抵抗力减退，在一般的活动，甚至咳嗽、打喷嚏及屏气、大便时引起肺泡破裂导致气胸。

二、临床表现

气胸症状的轻重与有无肺基础疾病及功能状态、气胸发生的速度、胸膜腔内积气量及其压力大小3个因素有关。若原已存在严重肺功能减退，即使气胸量小，也可有明显的呼吸困难；年轻人即使肺压缩80%以上，有的症状也可以很轻。

1.症状

患者常有持重物、屏气、剧烈运动等诱发因素，但也有在睡眠中发生气胸者。患者突感一侧胸痛、气急、憋气，可有咳嗽，但痰少，小量闭合性气胸先有气急，但数小时后逐渐平稳，X线也不一定能显示肺压缩。若积气量较大或者原来已有广泛肺部疾患，患者常不能平卧。如果侧卧，则被迫使气胸患侧在上，以减轻气急。患者呼吸困难程度与积气量的多寡以及原来肺内病变范围有关。当有胸膜粘连和肺功能减损时，即使小量局限性气胸也可能明显胸痛和气急。

张力性气胸由于胸腔内压骤然升高，肺被压缩，纵隔移位，出现严重呼吸循环障碍，患者表情紧张、胸闷，甚至有心律失常，常挣扎坐起，烦躁不安，有发绀、冷汗、脉快、虚脱，甚至有呼吸衰竭、意识不清。

在原有严重哮喘或肺气肿基础上并发气胸时，气急、胸闷等症状有时不易觉察，要与原先症状仔细比较，并做胸部X线检查。体格显示气管多移向健侧，胸部有积气体征。

2.体征

少量胸腔积气者，常无明显体征。积气量多时，患者胸廓饱满，肋间隙变宽，呼吸度减弱，语音震颤及语音共振减弱或消失。气管、心脏移向健侧。叩诊患侧呈鼓音。右侧气胸时可致肝浊音界下移。听诊患侧呼吸音减弱或消失。有液气胸时，则可闻及胸内振水声。血气胸如果失血过多，血压下降，甚至发生失血性休克。

三、影像学检查

X线胸片检查是诊断气胸的重要方法，可显示肺受压程度，肺内病变情况以及有无胸膜粘连、胸腔积液及纵隔移位等。气胸的典型X线表现为外凸弧形的细线条形阴影，称为气胸线，线外透亮度增高，无肺纹理，线内为压缩的肺组织。大量气胸时，肺脏向肺门回缩，呈圆球形阴影。大量气胸或张力性气胸常显示纵隔及心脏移向健侧。合并纵隔气肿在纵隔旁和心缘旁可见透光带。肺结核或肺部慢性炎症使胸膜多处粘连，发生气胸时，多呈局限性包裹，有时气胸互相通连。气胸若延及下部胸腔，肋膈角变锐利。合并胸腔积液时，显示气液平面，X线下变动体位可见液面也随之移动。局限性气胸在后前位胸片易遗漏,侧位胸片可协助诊断,或在 X 线下转动体位可发现气胸。

CT 表现为胸膜腔内出现极低密度的气体影,伴有肺组织不同程度的萎缩改变。CT 对于小量气胸、局限性气胸以及肺大疱与气胸的鉴别比 X 线胸片更敏感和准确。

气胸容量的大小可依据 X 线胸片判断。由于气胸容量近似肺直径立方与单侧胸腔直径立方的比率[(单侧胸腔直径－肺直径)/单侧胸腔直径],侧胸壁至肺边缘的距离为 1cm 时,约占单侧胸腔容量的 25％左右,2cm 时约 50％。故从侧胸壁与肺边缘的距离≥2cm 为大量气胸,＜2cm 为小量气胸。如从肺尖气胸线至胸腔顶部估计气胸大小,距离≥3cm 为大量气胸,＜3cm 为小量气胸。

四、诊断和鉴别诊断

根据临床症状、体征及影像学表现,气胸的诊断通常并不困难。X 线或 CT 显示气胸线是确诊依据,若病情十分危重无法搬动患者做 X 线检查时,应当机立断在患侧胸腔体征最明显处试验穿刺,如抽出气体,可证实气胸的诊断。

自发性气胸尤其是老年人和原有心、肺慢性基础疾病者,临床表现酷似其他心、肺急症,必须认真鉴别。

1.支气管哮喘与慢性阻塞性肺疾病

两者均有不同程度的气促及呼吸困难,体征也与自发性气胸相似,但支气管哮喘患者常有反复哮喘阵发性发作史,COPD 患者的呼吸困难多呈长期缓慢进行性加重。哮喘及 COPD 患者突发严重呼吸困难、冷汗、烦躁,支气管舒张剂、抗感染药物等治疗效果不好,且症状加剧,应考虑并发气胸的可能,X 线检查有助鉴别。

2.急性心肌梗死

患者也有突然胸痛、胸闷,甚至呼吸困难、休克等临床表现,但常有高血压、冠状动脉粥样硬化性心脏病史。体征、心电图、X 线检查、血清酶学检查有助于诊断。

3.肺血栓栓塞症

大面积肺栓塞也可突发起病,呼吸困难,胸痛,烦躁不安,惊恐甚或濒死感,临床上酷似自发性气胸。但患者可有咯血、低热和晕厥,并常有下肢或盆腔血栓性静脉炎、骨折、手术后、脑卒中、心房颤动等病史,或发生于长期卧床的老年患者。体检、胸部 X 线检查可鉴别。

4.肺大疱

位于肺周边的肺大疱,尤其是巨型肺大疱易被误认为气胸。肺大疱通常起病缓慢,呼吸困难并不严重,而气胸症状多突然发生。影像学上,肺大疱气腔呈圆形或卵圆形,疱内有细小的条纹理,为肺小叶或血管的残遗物。肺大疱向周围膨胀,将肺压向肺尖区、肋膈角及心膈角。而气胸则呈胸外侧的透光带,其中无肺纹理可见。从不同角度做胸部透视,可见肺大疱为圆形透光区,在大疱的边缘看不到发丝状气胸线,肺大疱内压力与大气压相仿,抽气后,大疱容积无明显改变。如误对肺大疱抽气测压,甚易引起气胸,须认真鉴别。

5.其他

消化性溃疡穿孔、胸膜炎、肺癌、膈疝等,偶可有急起的胸痛、上腹痛及气促等,也应注意与自发性气胸鉴别。

五、治疗

(一)一般处理

各型气胸患者均应卧床休息,限制活动,肺压缩<20%时不需抽气,可给予镇咳、止痛对症治疗,有感染存在时应视情况选用相应抗生素。

(二)急性气胸的处理

(1)闭合性气胸,肺压缩<20%者,单纯卧床休息气胸即可自行吸收,肺压缩>20%、症状明显者应胸腔穿刺抽气1~2d一次,每次600~800mL为宜。

(2)开放性气胸,应用胸腔闭式引流排气,肺仍不能复张者,可加用负压持续吸引。

(3)张力性气胸,病情较危急须尽快排气减压,同时准备立即行胸腔闭式引流或负压持续吸引。

(三)外科治疗

手术目的首先是控制肺漏气,其次是处理肺病变,再次是使脏层和壁层胸膜粘连以预防气胸复发。近年来由于胸腔外科的发展,主要是手术方式的改进及手术器械的完善,尤其是电视胸腔镜器械和技术的进步,手术处理自发性气胸已成为安全可靠的方法。外科手术可以消除肺的破口,又可以从根本上处理原发病灶,如肺大疱、支气管胸膜瘘、结核穿孔等,或通过手术确保胸膜固定。因此是治疗顽固性气胸的有效方法,也是预防复发的最有效措施。

1.手术适应证

①张力型气胸引流失败者;②长期气胸致肺不张者;③血气胸患者;④双侧性气胸,尤其双侧同时发生者;⑤胸膜增厚致肺膨胀不全者;⑥伴巨型肺大疱者;⑦复发性气胸者;⑧月经伴随性气胸等特殊类型气胸;⑨青少年特发性气胸(易复发或

引起双侧性气胸)等。若影像学见到多发性肺大疱者则更是手术指征。

2.手术禁忌证

①心、肺功能不全不能耐受开胸手术者;②出血性体质,血小板计数$<4×10^9$/L,凝血酶原时间在40%以下者;③体质衰弱不能耐受开胸手术者。

3.手术方法的选择

①肺大疱缝扎术:适用于肺的边缘大疱,直径$<5cm$者。在疱基底部钳夹肺组织,行全层贯穿缝合结扎或全层间断褥式重叠贯穿缝合结扎。可以不切除大疱。②肺大疱切开缝合术:适用于位置较深,直径$>5cm$的肺大疱。先切开大疱壁,切断疱内纤维索条,切除部分大疱壁,在疱内缝扎基底部,并折叠大疱壁,将大疱基底部连同脏层胸膜行全层间断褥式重叠贯穿缝合结扎。③壁层胸膜广泛剥脱及化学性烧灼:适用于大疱不明显或是多发性肺大疱不易切除者,或是肺功能太差不允许作肺切除者,可以只做壁层胸膜剥脱术,使两层胸膜粘连,消灭胸膜腔间隙。胸膜化学性烧灼是用3%碘酒纱布涂擦全部胸膜,只适用于肺大疱已处理,而其他肺组织无明显气肿或大疱者。④肺切除术:只限于肺组织已广泛破坏失去功能,而对侧肺功能尚好者。尽量行部分肺段或肺叶切除加胸膜剥脱,或用干纱布摩擦胸膜使其发生粘连。⑤胸膜剥脱术:高度胸膜肥厚或已有纤维膜形成使肺不能膨胀者。

4.效果及不良反应

国内有学者报道70例自发性气胸的外科手术治疗,术后无并发症,均痊愈,随访1年复发率为1.2%。强调本病应适时外科治疗。以肺大疱缝扎术和切开缝合术为主,尽力避免行肺切除。壁层胸膜剥脱术及化学性烧灼是预防复发的重要措施。国内有学者等报道用开胸手术治疗52例自发性气胸患者,其中复发性气胸42例,首次发病经胸腔持续负压吸引肺复张不全者4例,双侧性气胸8例。全组术后治愈,随访6个月~12年,无1例复发。术后并发症2例(复张性肺水肿及机械通气致张力型气胸各1例)均经保守治疗恢复。认为气胸患者术前均应闭式胸腔引流;大疱以切开缝合或结扎为主;对合并肺气肿、肺组织弹性差或弥漫性大疱者,应以大疱结扎为主,防止由于缝线切割加重漏气;弥漫性胸膜下大疱,直径$<1cm$者可以不必处理,关胸前用干纱布摩擦胸膜,涂抹3%碘酊,促进胸膜粘连,可弥补术中大疱结扎或缝扎的不足,防止术后复发;术后6~8h即开始进行上胸管持续负压吸引,促进肺复张。国外报道肺部病灶及大疱明显者多首选肺部分切除术,其次为部分切除加折叠缝合或单纯缝合。大疱不明显或不能大面积处理的继发性气胸等多主张壁层胸膜部分切除。肺切除加胸膜摩擦或部分胸膜切除可使术后气胸复发率分别降至2.3%和2%以下。

（四）胸膜粘连术

胸膜腔内注入硬化剂,产生无菌性炎症,使胸膜产生粘连,闭锁胸膜腔防止气胸复发。

由于自发性气胸复发率高,为了预防复发,用单纯理化剂、免疫赋活剂、纤维蛋白补充剂、医用黏合剂及生物刺激剂等引入胸膜腔,使脏层和壁层两层胸膜粘连,从而消灭胸膜腔间隙,使空气无处积存,即所谓"胸膜固定术"。本方法的缺点是:①刺激性较大易引起感染;②肺源发病灶仍保留,遗有后患;③部分刺激剂效果不肯定;部分牢固粘连,给今后开胸手术带来极大困难。

1.适应证

①持续性或复发性自发性气胸患者。②有两侧气胸史者。③合并肺大疱者。④已有肺功能不全,不能耐受剖胸手术者。

2.禁忌证

①张力性气胸持续负压吸引无效者。②血气胸或同时双侧性气胸患者。③创伤性气胸患者。④有显著的胸膜增厚,经胸腔引流肺不能完全膨胀者。

3.胸膜粘连剂类型

①刺激胸膜炎症类:属理化刺激剂的有高渗糖、白陶土、橄榄油、维生素 C、米帕林(阿的平)、硝酸银、碘、滑石粉、盐酸四环素及其衍生物等。后 2 种是目前临床上常用的,余者均已弃用。属生物刺激剂的有支气管炎菌苗、链激酶(链球菌激酶)及 DNA 酶合剂等。属免疫赋活剂的有卡介苗、卡介苗细胞壁骨架、CP 及 OK-432等。其作用机制可能是通过理化、生物刺激及免疫赋活作用产生无菌性及变态反应性胸膜炎,使两层胸膜发生粘连而阻止漏气。②纤维蛋白类:属直接补充的有自体血、血浆、纤维蛋白糊等;属间接补充的有冻干人纤维蛋白原(纤维蛋白原)加凝血酶;属稳定纤维蛋白的有血液凝固第Ⅷ因子,对抗纤维蛋白溶解的有氨甲环酸(止血环酸)等。其作用是增加纤维蛋白对漏气口的覆盖,又称为"小野寺内科胸膜粘连术"。③直接黏合作用类:医用胶黏合剂氰基丙烯酸酯直接黏合胸膜裂口。

4.方法

①胸腔引流管注入法:通常用硅胶管或橡皮管插入病变部位,持续负压吸引使肺完全复张,随后经引流管注入黏合剂如 2～4g 滑石粉混悬液,或 1g 盐酸四环素液,或冻干人纤维蛋白原(纤维蛋白原)1g、多西环素 30～50mg 及凝血酶 $500\mu g$ 的混合物等。注药毕,须夹管 2～6h,嘱患者不断变动体位,使药液分布均匀,尤其须使药液流至好发肺大疱的肺尖部。最后再持续负压吸引,证实肺复张后拔管。若经 1 次无效者,可重复注药 2～3 次,渴望有效。本法优点:操作简便、安全,不增加

患者痛苦。缺点:胸膜腔注入药物是盲目的,因此药物分布不均匀,完全性粘连效果差。②经胸腔套管喷粉法:先在患者前上及后下胸部各插进一根胸膜套管,将盐酸四环素粉或碘化滑石粉从一套管口喷入胸腔,至粉末从另一套管口冒出为止。随后按反方向再做1次。术毕分别置入2根引流管让肺完全复张。本法优、缺点同上。但与上述方法比较,用药量减少,药粉分布相对较均匀。③经胸腔镜用药法:在局部麻醉下插入单插孔式胸腔镜。在直视下可用二氧化碳激光或Nd-YAG激光烧灼烙断粘连带,烧灼凝固大疱漏气口。或直接将氰基丙烯酸酯约0.5mL喷在漏气口上,随后在肉眼控制下将药物(如滑石粉等)均匀地喷撒在胸膜上。术毕留置胸腔导管,持续负压吸引至肺复张后拔管。本法优点:诊断准确,撒药均匀,用药少,治疗效果好。缺点:需较贵重的胸腔镜器械和熟练的操作人员。

5.目前常用的几种胸膜固定术

1)滑石粉法:为使用最早、疗效肯定的传统治疗方法。目前以在胸腔镜直视下撒滑石粉效果最好。一般在胸膜上喷2~4g可致胸膜固定。其并发症很少,常见有发热和胸痛,为滑石粉刺激胸膜所致炎症反应,大多在2~4d消失。Weissberg对200例气胸患者经胸腔镜喷入2g滑石粉治疗,首次成功率为88%。在失败的12%患者再次喷入滑石粉治疗,使成功率提高到97%,随访只有3%复发。上海医科大学中山医院对40例持续性或复发性气胸患者,经胸膜腔喷入3g滑石粉治疗,在1~3d内肺完全复张,随访2~7年复发率为5%。Viskum等报道99例自发性气胸患者经胸腔镜做滑石粉固定术,仅2例(2%)复发;随访时间超过20年,资料完整的50例患者胸部X线片显示11例正常,两侧肋膈角锐利;37例轻至中度胸膜变化,如肋膈窦闭锁或小的胸膜斑,部分钙化;另2例双侧胸膜明显增厚钙化。经14~40年随访,未发现纯化滑石粉诱发恶性病。上述资料显示,经胸腔镜喷入滑石粉治疗气胸成功率高,肺完全复张时间缩短,复发率显著降低,几乎可与开胸手术相媲美,并发症比手术切除少,而且不良反应轻。认为本法是治疗气胸的一种完全有效的方法,也是预防复发的有效措施。

2)盐酸四环素及其衍生物法:本法是现在较多使用的一种治疗气胸方法,通常用盐酸四环素1g,或盐酸多西环素,或米诺环素(二甲胺四环素),或米诺环素(二甲胺四环素)加维生素C混合,经胸腔引流管或胸腔镜喷入胸膜腔,刺激胸膜产生粘连,近期疗效较高,在80%以上,但3个月后复发率达20%~40%,平均为26%。术后均有发热和胸痛。

3)纤维蛋白胶法:即经胸腔引流管或经胸腔镜将纤维蛋白和凝血酶喷涂在病侧胸膜上,产生胸膜固定。由于这些制剂属人体生理物质,因此不良反应轻微,仅

17.3%患者可致一过性肝功能损害,多在1个月内康复。这种方法成功率较高,平均复发率24%。石氏等人用纤维蛋白原1g、盐酸多西环素30～50mg及凝血酶500μg或加2%氯化钙10mL和氨甲环酸(止血环酸)10mL分别喷注1～5次,复发率仅3.7%;术后胸痛70.4%。

(五)特殊类型气胸的处理

1.月经性气胸

①激素疗法:作用是抑制卵巢功能,阻止排卵过程及异位的子宫内膜组织脱落,达到控制症状的目的。常用的药物有孕激素、黄体酮、雄性激素等。某些避孕药物如达那唑、炔诺酮、异炔诺酮等也可使用。本法总的治疗效果约63%。其中达那唑为首选药。本方法仅能控制症状,不是根治疗法。由于其不良反应难以长期维持用药,因此,一般仅适用于症状轻、不能耐受手术或术后复发者。②开胸手术:适用于保守治疗无效,反复发作,症状严重的患者。手术包括单纯膈肌缺损修补,部分膈肌切除缝合,部分胸膜肺切除等。本法总复发率为37%。为了提高疗效,降低复发率,推荐在关胸前加用干纱布摩擦胸膜或撒入滑石粉等胸膜固定术。③妇科手术:适用于以上治疗无效,又无再次妊娠要求,盆腔同时有子宫内膜异位症者。手术包括输卵管结扎术、卵巢切除术、子宫全切除术、双侧附件切除术等。目前认为子宫、输卵管、卵巢切除术是治疗月经性气胸最有效的方法,可使大多数患者获得痊愈。

2.双侧同时发生自发性气胸

占自发性气胸的2%～6%。同时发生双侧气胸极为危急,易致死亡,必须及时明确诊断,紧急处理:①术前先行双侧胸腔闭式引流,解除张力型气胸所造成的危急状态。②选用双腔气管插管静脉复合麻醉,可维持术中必要的潮气量(10mL/kg)、合理气道压力(1.96kPa,20cmH$_2$O),良好的血氧饱和度(90%以上)及胸腔引流通畅,为手术成功提供保证。③手术:对年轻而无明显基础性肺疾病多主张一期手术。切口由胸骨正中,或经两侧腋部(以后者为优)。年龄大或原有肺疾病者宜二期手术。对双侧同时性气胸不能手术者宜创造条件至少应做一侧根治手术。肺部病灶或肺大疱明显者多选择大疱缝扎或肺部分切除加胸膜固定术。

3.自发性血气胸

占自发性气胸的2%～12%。主要是气胸时脏层和壁层胸膜之间粘连带撕裂导致血管断裂引起,临床上表现为气胸和血胸的症状(即液气胸和内出血)与体征及X线表现。①保守治疗:a.抽气排液,解除压迫症状,改善通气功能。一般抽液量在1000mL左右,必要时可重复抽吸。b.胸腔插管引流:用大孔径胸腔引流管作持续负压吸引,压力为$-0.98kPa(-10cmH_2O)$,促使肺的复张。对于胸腔无法引流的血块,可用肝素加生理盐水做胸膜腔冲洗。c.补充血容量,积极抗休克治疗。②胸腔镜术:主要具有清除血凝块、烧灼止血、修补裂口等作用,适用于:a.保守治疗无效,胸膜腔内持续出血者;b.胸腔内大量凝血无法引流者;c.持续漏气者。通过胸腔镜检查明确裂口部位及出血位置,估计胸腔内血凝块多少和肺萎陷程度,及时清除血凝块,减少胸腔感染和胸膜粘连的发生率;经胸腔镜用激光或电灼器或强力的医用 ZT 胶等烧灼凝固或黏合漏气的裂口或出血的血管等。③手术治疗:适应证:a.保守治疗无效,或胸腔镜检术失败者;b.由于凝血致胸膜增厚者。

(六)并发症及其治疗

1.血气胸

气胸出血系胸膜粘连带内的血管被撕裂所致,肺复张后出血多能自行停止。如持续出血不止,排气、止血、输血等处理无效,应开胸手术止血。

2.脓气胸

由结核分枝杆菌、金黄色葡萄球菌、肺炎杆菌、厌氧菌等引起的干酪性肺炎、坏死性肺炎及肺脓肿可并发脓气胸,应紧急排脓和排气,并选择有效的抗菌药物治疗(全身和局部)。支气管胸膜瘘持续存在者需手术治疗。

3.纵隔气肿和皮下气肿

张力性气胸抽气或行闭式引流术后,可沿针孔或切口出现胸壁皮下气肿。

高压的气体进入肺间质,循血管鞘经肺门进入纵隔,继沿筋膜进入颈部皮下组织及胸腹部皮下。因纵隔内大血管受压,可出现胸骨后疼痛、气急、发绀、血压下降、心浊音界缩小或消失、心音遥远,纵隔区可闻及与心跳一致的破裂音。X 线胸片见皮下和纵隔旁出现透明带。皮下气肿及纵隔气肿多能随胸膜腔内气体排出减压而自行吸收,如纵隔气肿张力过高而影响呼吸和循环时,可作胸骨上窝穿刺或切开排气。

(七)合并症的处理

1.妊娠合并气胸

虽说女性气胸的发生率低于男性,但是育龄期妇女气胸并不少见。妊娠和分娩阶段气胸的复发率较高,由此给母亲和胎儿带来潜在危害。早期的文献推荐积极的治疗方式,如长时间的胸腔引流、胸廓切开或提前终止妊娠。近年观点发现了变化,认为保守的治疗方式可以获得同等的疗效。如果孕妇没有呼吸困难、胎儿无不适、气胸量<2cm 则可以暂时观察。若存在持续漏气则建议胸腔插管引流。在分娩之后可选择创伤小的电视辅助胸腔镜手术(VATS)以避免以后妊娠时再次复

发。为了避免气胸在自然分娩和剖宫产时复发,最安全的方式是在硬膜外麻醉下利用产钳或吸引器在足月前将胎儿引出。如果必须选择剖宫产手术,针刺麻醉较为适宜。

2.月经性气胸

是自发性气胸的一种特殊类型,临床上以女性反复发作在月经周期的自发性气胸为特征,发病机制尚不清楚,可能与子宫内膜异位症和膈肌缺孔有关。好发于右侧,但左侧或双侧也有发生。患者常合并盆腔、胸、腹腔等部位子宫内膜异位症和膈肌小缺孔的存在。子宫内膜异位于膈肌和(或)胸膜、肺,在月经周期发生异位子宫内膜的自发性脱落,引起自发性气胸是主要原因。此外,月经期不均匀的宫缩,促使气体进入官腔,经输卵管进入腹腔,此时闭塞膈肌微孔的异位子宫内膜脱落,膈肌通道开放,气体进入胸腔而发病。月经性气胸的治疗需要呼吸科、胸外科和妇产科医生的协作。通过改变患者月经周期,避免发生子宫内膜脱落,从而达到治疗的目的。此法适用于年龄较大、不需生育的患者。对于明确子宫内膜异位部位,内科治疗效果不好,张力性气胸,有显著胸膜增厚至肺膨胀不全者、10~19岁的青少年患者手术治疗是最好的选择。可选择单纯膈肌缺孔修补术、部分膈肌或胸膜切除术、肺部分切除加折叠缝合或单纯缝合。对于非育龄期妇女,也可选择妇科手术包括输卵管结扎术、部分卵巢切除术、子宫切除术等。手术切除可使气胸复发率降至2%以下,疗效最确切为开胸术加妇科手术(尤其子宫切除术),几乎无复发。

3.AIDS 合并气胸

超过5%的AIDS患者合并气胸,且40%的患者为双侧气胸。自发性气胸患者中合并AIDS的比例将近25%。肺孢子虫病(卡氏肺囊虫肺炎)是AIDS患者发生气胸最重要的危险因子,影像学表现为囊肿、肺膨出或肺大疱。研究显示,戊双脒气雾剂预防治疗是气胸发生的独立危险因子。此外,全身糖皮质激素的应用也是这类患者发病的危险因素。AIDS发生卡氏肺囊虫的感染并合并气胸的患者,往往存在持续漏气、治疗难度大、复发率及死亡率较高等特点。并且,患者免疫抑制的程度越重,及CD_4数量越低,气胸的治疗效果越差。治疗方法包括胸腔闭式引流、胸膜剥脱术或胸膜部分切除术。单纯抽气治疗往往很难奏效。

(八)自发性气胸的注意事项

(1)急性期应绝对卧床休息。

(2)保持情绪稳定,要将自己的内心感受告知医生或护士。

(3)根据病情,医生决定是否进行胸腔穿刺、排气或闭式引流,这是治疗自发性气胸的一项有效的治疗措施,要了解其目的,消除紧张情绪,配合治疗。

(4)在治疗过程中,如出现呼吸困难加重情形,请立即通知医生或护士。

(5)饮食上宜进食蔬菜、水果等易消化食物,避免便秘的发生。

(6)进行胸腔闭式引流时,不要自行挤压,扭曲引流管,同时在床上活动时,避免牵拉引流管,要防止扭曲移位或脱落。

(7)在闭式引流过程中,如必须离开病床进行检查或允许范围内的室内活动时,请与护士联系,在护士的协助及处置后再离床活动。

(8)在气胸痊愈的1个月内,不要剧烈运动。如打球、跑步等。

(9)避免诱发气胸的因素,如抬提重物、剧烈咳嗽、屏气等,防止便秘,同时戒烟。

(10)避免常见的各种胸部外伤,包括锐器刺伤及枪弹穿透伤、肋骨骨折端错位刺伤肺,以及诊断治疗性医疗操作过程中的肺损伤,如针灸刺破肺活检、人工气胸等。

(九)自发性气胸急救方法

(1)立即让患者取半坐半卧位,不要过多移动,有条件的吸氧。家属和周围人员保持镇静。

(2)立即进行胸腔排气,这是抢救成败的关键。在紧急情况下,可用大针管以胶管连接针头,自锁骨中线外第二肋间上缘刺入1～2cm抽气,即可解除患者呼吸困难。也可将手指或避孕套紧缚在穿刺针头上,在绞套尾端剪一弓形裂口,吸气时,胸腔里负压,裂口闭合,胶套萎陷,胸腔外空气不得进入。呼气时,胸腔呈正压,胶套膨胀,弓形口裂开,胸腔内空气得以排出。若急救现场无注射器,应争分夺秒送医院救治。

第七章　呼吸衰竭

第一节　急性呼吸衰竭

呼吸衰竭是由于外呼吸功能严重障碍,机体不能维持足够的气体交换出现缺氧或(和)二氧化碳潴留,导致一系列生理功能和代谢紊乱的临床综合征。其诊断依赖于动脉血气分析,即在海平面静息状态呼吸空气的条件下,动脉血氧分压(PaO_2)低于 60mmHg(8kPa)或伴有动脉血二氧化碳分压($PaCO_2$)高于 50mmHg(6.67kPa),排除心内解剖分流和原发于心排血量降低等致的低氧因素。呼吸为气体交换过程,完整的呼吸功能包括外呼吸、内呼吸和气体运输功能。外呼吸的主要功能是保证氧合和二氧化碳的排出,包括肺通气(肺泡气与外界气体交换)和肺换气(肺泡气与血液之间气体交换)。任何引起肺通气和(或)肺换气功能障碍的因素,均可导致呼吸衰竭。呼吸衰竭系临床常见危重症之一,直接危及生命。必须做出早期诊断,并采取及时有效的抢救措施,为原发病的治疗争取时间和创造条件,才能降低病死率。

急性呼吸衰竭患者既往无呼吸道基础疾病,因突发因素如溺水、喉水肿、创伤、药物中毒等,在数分钟、数小时甚至数日内发生,病情发展迅速,需及时抢救。

一、病因

正常外呼吸功能的完成依赖于调节灵敏的呼吸中枢和神经传导系统、完整且扩张良好的胸廓、健全的呼吸肌、畅通的气道、正常的肺组织及与之相匹配的肺循环。按照病变的部位,临床常见以下几类。

(一)呼吸中枢驱动受抑制

镇静药中毒、酗酒、脑干受损(颅脑外伤、脑血管意外、脑肿瘤等)、代谢性脑病(缺氧、败血症、低血糖等)、中枢神经系统感染(脑炎、脑膜炎等)、一氧化碳中毒等。

(二)脊髓及神经肌肉疾患

高位颈部脊髓损伤、急性感染性多发性神经炎、重症肌无力、多发性神经病、脊髓灰质炎、破伤风、有机磷中毒、肌营养不良、肌炎、低钾周期性麻痹等。

（三）呼吸道疾患

呼吸道烧伤、会厌炎、喉水肿、扁桃体脓肿、双侧声带麻痹或痉挛、阻塞性睡眠呼吸暂停综合征、气管异物或狭窄、溺水、支气管哮喘、急性毛细支气管炎、慢性阻塞性肺疾病（COPD）等。

（四）肺脏疾患

各种原因所致的肺炎、肺结核、肺纤维化、矽肺、肺水肿（包括心源性、非心源性如 ARDS）等，肺血管疾患如肺栓塞、肺血管炎等。

（五）胸廓疾患

胸廓畸形、胸壁外伤、手术创伤、大量胸腔积液、气胸及胸膜增厚等。

（六）其他

肥胖低通气综合征，影响膈肌功能的腹部病变如肠梗阻、大量腹水等。

二、分类和发病机制

（一）分类

根据动脉血气分析，若 PaO_2 低于 8kPa，$PaCO_2$ 正常或低于正常时即为Ⅰ型呼吸衰竭；若 PaO_2 低于 8kPa，$PaCO_2$ 大于 6.67kPa 时即为Ⅱ型呼吸衰竭。Ⅰ型呼吸衰竭提示呼吸功能的障碍是以氧合功能不全为主，有时称为急性低氧性呼吸衰竭，以急性呼吸窘迫综合征为主要代表；Ⅱ型呼吸衰竭相当于通气功能衰竭或通气与氧合衰竭共存，在短时间发生者称为急性通气功能衰竭。

按病变所累及的部位不同，又将呼吸衰竭分为泵衰竭和肺衰竭。

通气泵包括呼吸肌、胸廓和呼吸中枢等。泵衰竭主要因呼吸驱动力不足或呼吸运动受限制而引起，其呼吸功能障碍主要为通气量下降，常表现为缺氧和 CO_2 潴留。由脑、脊髓、神经肌肉和胸廓疾患所引起的呼吸衰竭，均属于泵衰竭。

主要因气道、肺脏、肺血管疾患引起的呼吸衰竭属肺衰竭。因上呼吸道阻塞引起的呼吸衰竭与泵衰竭相似，主要表现为通气量下降。因肺疾患本身引起的呼吸衰竭，其呼吸功能变化既有通气量下降，又有氧合功能障碍，通气/血流比值失调是后者的主要原因。因而，低氧血症是肺衰竭的共同表现，只有当通气量明显下降时才伴有 CO_2 潴留。

也有根据呼吸功能的障碍是偏重于氧合功能不全还是通气功能不全，将呼吸衰竭分为氧合衰竭与通气衰竭。所有的泵衰竭均属于通气衰竭，上呼吸道阻塞引起的呼吸衰竭也属此类。肺疾患引起的呼吸衰竭主要表现为氧合衰竭，或与通气衰竭共存。

(二)发病机制

1.缺氧的发生机制

(1)通气障碍:健康成人呼吸空气时,约需 $4L/min$ 肺泡通气量,才能保证有效的气体交换,维持正常的肺泡氧和 CO_2 分压。肺泡通气量严重不足既导致缺氧,又可造成 CO_2 潴留。肺泡通气量不足主要因肺扩张受限制或气道阻力增加而引起。正常肺扩张有赖于呼吸中枢驱动、神经传导、吸气肌收缩、横膈下降、胸廓和肺泡的扩张。上述任何一个环节的障碍如呼吸中枢抑制、呼吸肌疲劳、胸廓和肺顺应性降低等均可导致肺扩张受限,出现限制性肺泡通气不足。阻塞性肺泡通气不足主要因气道阻力增加而引起,COPD、支气管哮喘等是常见原因。

(2)换气障碍:通气/血流比值失调是肺部疾患导致缺氧最常见也是最重要的机制。比值小于 0.8 见于肺水肿、肺炎、肺不张等;比值大于 0.8 见于肺栓塞、肺毛细血管床广泛破坏、部分肺血管收缩等。

弥散障碍见于呼吸膜增厚(如肺水肿)和面积减少(如肺不张、肺实变),或肺毛细血管血量不足(肺气肿)及血液氧合速率减慢(贫血)等。

(3)肺内动静脉解剖分流增加:常见于肺动静脉瘘,因肺动脉内静脉血未经氧合直接流入肺静脉,导致 PaO_2 下降。

单纯换气障碍所致的血气变化特点:仅有 PaO_2 下降,$PaCO_2$ 正常或降低;肺泡气-动脉血氧分压差 $P_{(A-a)}O_2$ 增大。

(4)氧耗量增加:发热、呼吸困难、抽搐等均可增加氧耗量,是加重缺氧的原因之一。

2.CO_2 潴留的发生机制

$PaCO_2$ 的水平取决于 CO_2 的生成量与排出量。CO_2 的生成量增加如发热、甲状腺功能亢进症等,极少引起 $PaCO_2$ 升高。CO_2 潴留主要因肺泡通气不足引起。因此,$PaCO_2$ 是反映肺泡通气量的最佳指标,其升高必有肺泡通气不足。

三、临床表现

急性呼吸衰竭多有突发的病史,有呼吸困难、发绀等表现。神经精神症状较慢性明显,急性严重缺氧可出现谵妄、抽搐、昏迷。如果患者缺氧和(或)CO_2 潴留严重或持续时间长,则可能引起机体心、肝、肾等重要脏器功能的障碍。现简要介绍下列病因所致急性呼吸衰竭的临床表现。

（一）呼吸中枢驱动受抑制引起的呼吸衰竭

多数镇静剂和催眠剂能抑制呼吸中枢驱动。全身麻醉可引起膈肌和肋间肌张力立即丧失,出现膈肌上抬、胸腔容积缩小。术后因麻醉剂的滞留效应、术后疼痛、体质虚弱等使患者不能有效咳嗽,造成呼吸道分泌物阻塞气道,容易发生肺不张,出现相应的肺部体征。麻醉所致的意识障碍、气管插管对咽喉部的刺激、药物及腹部手术对胃肠动力学影响,容易引起患者恶心、呕吐,导致胃内容物的误吸。误吸胃酸早期以化学性炎症为主,随后多数患者继发细菌性感染,严重者出现急性肺损伤。

临床常用的硝西泮和氟西泮容易引起呼吸抑制,COPD 伴轻度高碳酸血症的患者因精神兴奋而失眠,服用常规剂量的该类药物后常表现缺氧和高碳酸血症的进一步加重,出现昏迷甚至死亡。应用重复剂量或大剂量的苯唑西泮类可导致组织中的药物浓度过高,对呼吸的抑制作用可长于镇静作用,部分患者在没有意识障碍的情况下出现中枢性呼吸衰竭。过量的抗精神病药和 H_1 受体拮抗剂也可引起中枢性肺泡低通气。此外,药物如海洛因、水杨酸盐、苯妥英钠、双氢克尿噻、右旋糖酐、美沙酮、甲氨蝶呤等可引起非心源性肺水肿。也有西咪替丁、可乐定和利多卡因等引起呼吸暂停的报道。

脑血管疾病导致呼吸衰竭与呼吸中枢受到直接损害、颅内压增高、神经源性肺水肿、继发肺部感染等因素有关。病变损害的部位不同,对呼吸功能的影响也各异。间脑和中脑以上的病变,可影响呼吸的频率,常出现潮式呼吸。丘脑下部视前核病变可诱发急性肺水肿。脑桥受损时,对延髓呼吸中枢的调节作用减弱,呼吸变浅而慢。脑桥和中脑的下端损害时,出现过度通气,呈喘息样呼吸。延髓受损主要影响呼吸节律,出现间停呼吸即 Biots 呼吸,甚至呼吸暂停。

（二）脊髓及神经肌肉疾患引起的呼吸衰竭

周围神经系统病变包括脑神经核、脊髓、神经根、神经干和神经末梢疾病所致的呼吸衰竭,以急性感染性多发性神经根炎为代表;神经肌肉接头部位病变所致的呼吸衰竭,以重症肌无力危象和有机磷中毒为代表;肌肉本身所致的呼吸衰竭,急性起病者以周期性麻痹为代表,慢性起病者以多发性肌炎为代表。

急性感染性多发性神经根炎主要以四肢对称性迟缓性瘫痪为主要表现,重症患者可出现呼吸衰竭。发生机制主要为呼吸肌麻痹和脑神经受累。以膈肌麻痹为主者表现为腹式呼吸减弱或消失,可出现腹式矛盾呼吸;以肋间肌麻痹为主者可表现为胸式矛盾呼吸。脑神经受累者可出现吞咽困难、呛咳、咳痰无力,分泌物在气道蓄积,诱发呼吸衰竭。

（三）呼吸道、肺及胸廓疾患引起的呼吸衰竭

患者常出现呼吸困难，辅助呼吸肌多参与呼吸运动，出现点头或提肩呼吸。有时可见鼻翼扇动、端坐呼吸。上呼吸道疾患常表现为吸气性呼吸困难，可有三凹征。呼气性呼吸困难多见于下呼吸道不完全阻塞如 COPD 等。胸廓疾患、重症肺炎等表现为混合性呼吸困难。呼吸肌疲劳时会出现呼吸浅快、腹式反常呼吸，如吸气时腹壁内陷。

不同的基础疾病常表现有特征性肺部体征，如支气管哮喘急性发作期听诊呼气延长、双肺可闻及以呼气相为主的哮鸣音。

四、诊断

动脉血气分析是反映外呼吸功能的一项重要指标，也是诊断呼吸衰竭的主要手段。由于静脉血液的气体成分随各组织、器官的代谢率、血流灌注量不同而异，通常采用动脉血气分析。血气分析仪仅能直接测定 pH、PaO_2 和 $PaCO_2$，其他指标均通过计算获得。目前仍将 $PaO_2 < 60mmHg$ 和（或）$PaCO_2 > 50mmHg$ 作为诊断指标。临床上应注意以下几点。

（1）正常情况下，只要呼吸平稳，$PaCO_2$ 比较稳定，而 PaO_2 则随年龄、海拔高度、体位等变化而有较大差异。

（2）对于无血气分析的基层医疗单位，可根据 PaO_2 与 SaO_2 的对应关系，通过 SaO_2 大致推算出 PaO_2。从氧解离曲线的特征，60mmHg 对应于 SaO_2 为 90%；PaO_2 为 $50 \sim 60mmHg$ 时，SaO_2 在 85%～90%；PaO_2 为 $40 \sim 50mmHg$ 时，SaO_2 在 75%～85%。

（3）一般认为，低氧血症是氧合功能障碍的共同表现，只有当通气量明显下降时才伴有 CO_2 潴留。由于 CO_2 的弥散能力较 O_2 强 20 倍，弥散障碍时常以低氧血症为主。故临床观察到 PaO_2 降低者 $PaCO_2$ 可降低、正常或升高，但 $PaCO_2$ 升高者常有 PaO_2 降低，仅在氧疗过程中出现 $PaCO_2$ 升高伴 PaO_2 正常。

（4）慢性高碳酸血症因肾脏的代偿，pH 值常趋于正常。通常可根据 pH 值判定 $PaCO_2$ 是否为急性增加。急性呼吸衰竭时，$PaCO_2$ 每升高 10mmHg，pH 下降 0.08；慢性呼吸衰竭时，$PaCO_2$ 每升高 10mmHg，pH 下降 0.03。如无代谢性酸中毒，任何水平的高碳酸血症伴有 pH < 7.30，均应考虑急性呼吸衰竭的诊断。

（5）急性呼吸窘迫综合征（ARDS）虽属急性呼吸衰竭，但因其发病机制、病理及临床表现具有特殊性，故有其相应的诊断标准。

五、治疗

急性呼吸衰竭的病程因不同的病因而异，从数分钟、数小时至数日不等。危急者如呼吸骤停，需现场复苏抢救。肺内气体交换中断 $4\sim5min$，即可造成心、脑、肾等脏器的严重缺氧，出现不可逆性损害。急性呼吸衰竭的治疗原则：首先是保持呼吸道通畅、吸氧并维持适宜的肺泡通气，其次为明确病因、治疗原发病及严密监测病情的发展。

（一）保持呼吸道通畅

1.治疗方法

通畅的呼吸道是实施各种呼吸急救措施的必要条件。呼吸骤停患者常因体位不当、舌后坠、口咽部肌肉松弛、呼吸道分泌物等导致上呼吸道形成阻塞。呼吸急救的要点是使患者取仰卧位，头后仰、下颌向前，迅速清除呼吸道分泌物或异物。口对口呼吸是一种简便有效的临时急救措施。若患者牙关紧闭，则可改为口对鼻呼吸。当上气道阻塞不能解除时，可行紧急环甲膜切开术开放气道。

若经上述处理，仍难以维持呼吸道通畅，或因病情需要长时间维持肺泡通气者，则需及时建立人工气道。一般有简便人工气道、气管插管、气管切开 3 种方法。简便人工气道主要有口咽通气道、鼻咽通气道和喉罩。气管插管和气管切开是重建呼吸道最为可靠的方法。紧急情况下多选择经口插管，其操作速度快于经鼻插管。气管插管位置正确时，双肺可闻及呼吸音（一侧肺不张等例外），而胃内无气泡声。可摄胸片证实导管位置。判断气管内导管位置最可靠的方法是监测呼气末 CO_2，若无法探测到 CO_2 则表明误插入食管。

2.治疗矛盾

建立人工气道的目的是保持患者气道通畅，有助于呼吸道分泌物的清除及进行机械通气。对接受机械通气治疗的患者，选择经鼻气管插管、经口气管插管还是气管切开，尚有一定的争议。经鼻气管舒适性优于经口气管插管，患者较易耐受，但管径较小不利于气道及鼻旁窦分泌物的引流，较容易发生医院获得性鼻窦炎，结果导致呼吸机相关性肺炎的发生增加。而经口气管插管对会厌的影响较明显，患者耐受性也较差，常需要使用镇静药。与气管插管比较，气管切开术所选择的管腔较大，气道阻力及通气死腔量较小，有助于气道分泌物的清除，降低呼吸机相关性肺炎的发生率。但气管切开可引起皮肤出血和感染等相关并发症。

3.对策

目前主张机械通气患者建立人工气道可首选经口气管插管，经口气管插管的关键在于声门的暴露,在未窥见声门的情况下,容易失败或出现较多并发症。对不适于经口气管插管的患者,或操作者对经鼻气管插管技术熟练仍可考虑先行经鼻气管插管。短期内不能撤除人工气道的患者应尽早行气管切开。尽管有研究表明早期选择气管切开术,可减少机械通气天数、ICU 住院天数及呼吸机相关性肺炎的发生率,但目前认为对气管插管超过 10～14d 者可考虑实施气管切开术。

目前使用的气管插管或气管切开内套管的气囊多为低压高容型,对气管黏膜的损伤较小,不再推荐定期气囊放气。一般认为,气囊的压力维持在 25～30cmH$_2$O 既可有效封闭气道,又不高于气管黏膜的毛细血管灌注压,可预防气道黏膜缺血性损伤及气管食管瘘等并发症。应注意气道峰压过高仍可造成气道黏膜缺血性损伤。

建立人工气道后,应注意在无菌条件下行气道内分泌物的吸引和气道的湿化。机械通气时应在管路中常规应用气道湿化装置,但不推荐在吸痰前常规进行气道内生理盐水湿化,后者可导致患者的血氧在吸痰后短期内显著下降,特别多见于肺部感染的患者。临床可参照痰液的性质调整湿化液量。若痰液黏稠结痂,提示湿化不足;痰液稀薄,容易吸出,表明湿化满意。对呼吸机的管路可每周更换一次,若有污染应及时更换,管路中冷凝水应及时清除。

(二)氧气治疗(氧疗)

1.治疗方法

氧疗是改善机体缺氧的重要手段,临床常用的方法如下。

(1)鼻导管或鼻塞给氧:为常用吸氧工具。鼻导管经鼻孔缓慢插入,直达软腭水平(离鼻孔 8～10cm)。导管前段应有 4～6 个小孔,使氧气流分散,减少气流对黏膜的刺激,并可避免分泌物堵塞。鼻塞一端与输氧管连接,另一端塞入鼻前庭约 1cm 即可,该法较鼻导管舒服。吸入氧浓度(FiO$_2$)的计算可参照经验公式:FiO$_2$(%)＝21＋4×氧流量(L/min)。该法简便实用,无重复呼吸,无碍咳嗽、咳痰、进食等,患者易接受。其缺点是:①FiO$_2$ 不稳定,随着患者呼吸深度和频率的变化而异;②易于堵塞,需经常检查;③对局部有刺激性,可致鼻黏膜干燥、痰液黏稠。

(2)面罩给氧:适用于 PaO$_2$ 明显降低,对氧流量需求较大的患者。①普通面罩。固定在鼻或口部的面罩有多种规格,一般借管道连接储气囊和氧源(中心供氧或氧气筒)。有部分重复呼吸面罩、无重复呼吸面罩、带 T 型管的面罩几种。一般吸入氧浓度达 40%以上,适用于缺氧严重且无 CO$_2$ 潴留的患者。②空气稀释面罩(Venturi 面罩)。据 Venturi 原理制成,氧气以喷射状进入面罩,而空气从面罩侧面开口进入面罩。因输送氧的喷嘴有一定的口径,以致从面罩侧孔进入空气与氧混合后可保持固定比例,比例大小决定吸入氧浓度的高低。因高流速气体不断冲洗面罩内部,呼出气中的 CO_2 难以在面罩中滞留,故基本为无重复呼吸。Venturi 面罩适用于 II 型呼吸衰竭患者。该法的缺点为影响患者饮食、咳痰,体位变换时面罩容易移位或脱落。

(3)正压给氧:适用于主要因肺内分流量增加引起的缺氧患者。通过间歇正压通气(IPPV)、呼气末正压通气(PEEP)或持续气道正压通气(CPAP)给氧。此法不仅限于提高吸入氧浓度,而且有维持一定的肺泡通气量及改善肺换气功能的作用。

(4)氧帐:用于儿童或不能合作的患者。患者头部置于氧帐内,氧帐内氧浓度、温度、湿度和气体滤过等可根据需要调整。吸入气为无尘的滤过空气和纯氧混合气。通常氧流量设定为 $12\sim15L/min$,使帐内最大氧浓度维持在 $45\%\sim50\%$。

(5)高压氧治疗:是指在超过 1atm 的高压情况下给氧,利用氧分压与血液氧溶解度呈正比的关系以增加血氧含量,最终达到缓解组织缺氧的目的。通常需将患者送入高压氧舱内,在 $1.2\sim3.0atm$ 下吸氧。高压氧适用于急性一氧化碳及其他有毒气体中毒、急性减压病、急性气体栓塞等。

2.治疗矛盾

人体内氧的储备极少,仅有 1.5L 左右,机体每分钟耗氧量却在 250mL 以上。因此,缺氧可给机体造成严重危害,其程度超过 CO_2 潴留。但长时间吸入高浓度氧可致呼吸系统、中枢神经系统、视网膜的毒性作用。研究表明,患者吸纯氧持续 6h 以上或 FiO_2 大于 60% 持续 48h,即可出现呼吸道黏膜及肺损伤。氧中毒也是 ARDS 的诱因之一。早产儿吸入高浓度氧,可发生视网膜病变,严重者甚至出现失明。

3.对策

吸氧初始阶段,可给高浓度(100%)以迅速纠正严重缺氧,一般认为,FiO_2 越高,纠正缺氧的效果越好。一旦病情缓解,即应及时降低 FiO_2 在 50% 以下,使 SaO_2 在 90% 以上。必要时通过调整呼吸机参数如提高 PEEP、增加平均气道压等维持目标 PaO_2。在常压下 FiO_2 为 $25\%\sim40\%$ 的长期氧疗较为安全。由于氧解离曲线的 S 状特点,$PaO_2>80mmHg$ 后不会再显著增加血氧含量,故应选择能保持合适 PaO_2 的最低 FiO_2。

氧疗对不同原因所致低氧血症的效果有所差异,单纯因通气不足引起的缺氧对氧疗较敏感;其次为轻、中度通气血流比例失调和弥散障碍所致缺氧;效果最差的为重度肺换气功能障碍如肺内分流所致缺氧。氧疗的最终目的是通过提高

PaO_2 改善组织缺氧。若循环功能不全,即使 PaO_2 正常,因氧运输障碍也可能出现组织缺氧。此外,氧的运输主要以氧与血红蛋白结合的方式进行,严重贫血患者也会出现氧运输障碍。故一般要求血红蛋白的水平不低于 $100\sim120g/L$。

(三)机械通气

机械通气不仅用于治疗不同病因所致的呼吸衰竭,而且也用于预防呼吸衰竭的发生或加重。对心胸大手术后和严重胸部创伤患者,利用呼吸机帮助患者度过呼吸负荷加重阶段。关于机械通气治疗适应证选择的标准,目前尚无严格的规定,临床上需要综合考虑疾病的种类、患者的具体情况、对保守治疗的反应等。

1.无创通气

无创正压通气(NPPV)是通过鼻/面罩等方法连接患者与呼吸机的正压通气。它可减少急性呼吸衰竭的气管插管或气管切开的需要,由于无需建立人工气道,NPPV 可以避免相应的并发症如气道损伤、呼吸机相关性肺炎等,同时减少患者的痛苦和医疗费用,提高生活质量,改善预后。随着临床应用经验的积累和鼻/面罩制作技术的改进,NPPV 已成为治疗呼吸衰竭的常规手段。

(1)治疗方法:患者经常规氧疗后 SaO_2 仍低于 90%时,应当考虑使用 NPPV。通常选择可提供较高流量、人-机同步和漏气补偿功能较好、专用于 NPPV 的无创呼吸机。由于 NPPV 的局限性,它不适用于呼吸或心跳停止、自主呼吸微弱、昏迷、无力排痰、严重的脏器功能不全(血流动力学不稳定、上消化道大出血等)、上气道或颌面部损伤/术后/畸形等。

临床常用持续气道正压和双水平正压通气两种通气模式。开始使用较低的压力,待患者耐受后再逐渐上调,尽量达到满意的通气和氧合水平,或调至患者可能耐受的最高水平。在 NPPV 的初始阶段,可首先选用口鼻面罩,患者病情改善后若还需较长时间应用则可换为鼻罩。

(2)治疗矛盾:自 NPPV 应用于临床后,最大的争议是对呼吸衰竭患者首选NPPV 治疗是否一定优于有创正压通气。实践证明,不同的基础疾病显著影响NPPV 的疗效。目前仅证实 NPPV 治疗 COPD 急性加重和急性心源性肺水肿并发呼吸衰竭的疗效,大量的证据表明 NPPV 可用于前者的一线治疗,能降低气管插管率,减少住院时间和病死率。对重症哮喘和肺炎并发的呼吸衰竭,有部分报道使用 NPPV 有效,但其有效性和安全性尚缺乏循证医学依据。

(3)对策:于呼吸衰竭患者,若无使用 NPPV 的禁忌证可首先试用 NPPV,但在使用过程中应注意及时、准确地判断 NPPV 的疗效。后者对于是继续应用 NPPV,还是转换为有创通气具有重要意义,既可提高 NPPV 的有效性,又可避免延迟气管插管,从而提高 NPPV 的安全性。如使用 NPPV 后患者经皮血氧饱和度能明显改善,呼吸频率下降,辅助呼吸肌收缩减轻或消失,胸腹矛盾运动消失,血气指标提示氧合改善、二氧化碳潴留减轻,则表明治疗有效。反之,应用 NPPV 1～4h 病情不能改善者,应及时转为有创通气。应用 NPPV 可能失败的相关因素为:基础疾病较重、意识障碍或昏迷、初始治疗反应不明显、呼吸道分泌物多、高龄、营养不良等。

2.有创通气

传统机械通气强调维持正常的动脉血气,因而常需要较高的通气压力和较大的潮气量,容易出现呼吸机相关性肺损伤。为克服传统机械通气的局限性,近年来提倡应用一些新的机械通气策略,如压力限制通气、容许性高碳酸血症等。前者指呼吸机按照设置的气道压力目标输送气体,其特点一是吸气早期肺泡迅速充盈,有利于气体交换;二是人机协调性好,表现为吸气流速或压力上升时间可根据患者的需要加以调整。

容许性高碳酸血症是指采用小潮气量($5～7mL/kg$)通气,容许 $PaCO_2$ 有一定程度升高。一般要求 $PaCO_2$ 上升的速度应小于 $10mmHg/h$,以便细胞内 pH 得到适当调整。关于 $PaCO_2$ 可以升高到何种水平,目前尚无统一标准,有认为机体可以耐受 $PaCO_2$ 在 $80～90mmHg$ 范围内。文献报道,容许性高碳酸血症可应用于 ARDS、支气管哮喘及 COPD 患者,因 CO_2 升高可扩张脑血管、增加交感神经兴奋性,故慎用于颅内压升高及心功能不全患者。应当指出,容许性高碳酸血症并不是机械通气治疗的目的,而是为了减少呼吸机相关性肺损伤采用小潮气量通气后所出现的后果。

对于大多数接受气管插管、机械通气的患者,均主张给予低水平的 PEEP($3～5cmH_2O$),以补偿因仰卧体位和经喉插管引起的容量下降。对于氧合不满意的患者,可提高 PEEP 水平。调节 PEEP 的水平应在最合适的吸入氧浓度(小于 0.6)条件下达到较好的动脉血氧合,通常不超过 $15cmH_2O$。有条件者根据 P-V 曲线选择,PEEP 应高于低拐点 $2cmH_2O$。

以下介绍对不同基础疾病所致呼吸衰竭实施机械通气治疗的特点。

(1)外科手术后的机械通气治疗:外科手术特别是胸腹部手术后患者,可积极行机械通气治疗,帮助患者顺利度过手术后数日内呼吸功能明显下降这一关键阶段。因胸腹部手术切口对呼吸运动有一定影响,机械通气时,可设置相对较小潮气量及较快通气频率。一般可选用 PSV 或 CPAP 等通气模式,采用 $3～5cmH_2O$ 的PEEP,有助于防治肺不张和低氧血症。

(2)神经肌肉性疾病的机械通气治疗:神经肌肉疾病导致的呼吸衰竭特点是通气泵衰竭,由呼吸肌无力所致,患者的中枢呼吸驱动及肺换气功能基本正常。由于呼吸肌无力使肺不能充分膨胀,易发生肺不张,机械通气时可采用较大的潮气量(12~15mL/kg),必要时加用呼气末正压(5~10cmH$_2$O)或叹息功能,以防止肺不张。一般根据患者自主呼吸力量的强弱,选择通气模式。若患者尚有部分自主呼吸能力,则选用辅助或支持通气模式;如果患者的呼吸肌已无力触发通气机,则选用控制或辅助-控制通气模式。

估计短期内有可能脱离机械通气者,可行气管插管,若机械通气超过2周以上者,则应考虑行气管切开。

(3)中枢神经病变的机械通气治疗:临床常见由脑血管意外、颅脑外伤、脑炎等所致的中枢性呼吸衰竭。该类患者接受机械通气时,原则上与神经肌肉性疾病的机械通气治疗类似。当伴有颅内高压时,在纠正缺氧的前提下,可采用控制性过度通气,使PaCO$_2$保持在3.3~4.0kPa范围内,使脑血管处于轻度收缩状态,以利于降低颅内压。颅内高压改善后,应逐渐减低分钟通气量,使PaCO$_2$恢复正常。部分患者的咳嗽反射减弱甚至消失,容易并发下呼吸道感染,应注意人工气道的护理。

(四)病因治疗

急性呼吸衰竭多有突发的病因,通常根据病史、体检、胸片及动脉血气即可做出诊断。针对不同病因,采取相应的措施是治疗急性呼吸衰竭的根本所在。上述各种治疗的目的也在于为原发病的治疗争取时间和创造条件。

(五)一般治疗

呼吸道感染既可诱发或加重呼吸衰竭,同时也是呼吸衰竭的常见并发症。应根据病情选用适宜的抗生素控制感染。使用抗生素的同时应注意及时清除呼吸道的分泌物。

急性呼吸衰竭患者多数有酸碱失衡,应予以及时纠正。还需要注意维护心血管、脑、肾等重要脏器的功能。

第二节　慢性呼吸衰竭

呼吸衰竭是由于各种原因引起的呼吸生理过程发生变化而导致的低氧血症,伴有或不伴有高碳酸血症,从而使机体发生一系列的生理功能和代谢紊乱的临床综合征。一旦发生呼吸衰竭,未能及时诊断及正确处理,常引起严重后果,甚至危及生命。因此,应当对呼吸衰竭的发病、临床诊断及处理原则有清楚的认识。

临床上所见到的慢性呼吸衰竭主要是指高碳酸血症性呼吸衰竭,最多见于慢性阻塞性肺疾病(COPD)和睡眠呼吸暂停综合征。

一、呼吸衰竭的定义和分类

(一)定义

呼吸衰竭是各种原因引起的肺通气和(或)换气功能严重障碍,以致在静息状态下亦不能维持足够的气体交换,导致缺氧伴或不伴二氧化碳潴留,从而引起一系列生理功能和代谢紊乱的临床综合征。临床表现为呼吸困难、发绀等。确诊有赖于动脉血气分析,表现为在海平面正常大气压、静息状态、呼吸空气条件下,动脉血氧分压(PaO_2)低于8kPa(60mmHg)、动脉血二氧化碳分压($PaCO_2$)正常或超过6.7kPa(50mmHg),即为呼吸衰竭(以下简称呼衰)。

(二)分类

1.根据病程分类

(1)急性呼衰:指呼吸功能原来正常,由于突发原因引起通气或换气功能严重损害。如脑血管意外、药物中毒抑制呼吸中枢、急性呼吸窘迫综合征(ARDS)等。因机体难以很好代偿,如不及时抢救会危及患者生命。

(2)慢性呼衰:多见于慢性呼吸系统疾病,如慢性阻塞性肺病(COPD)、重度肺结核、弥漫性肺间质纤维化等,其呼吸功能损害逐渐加重,虽有缺氧和(或)二氧化碳潴留,但通过机体代偿适应仍能从事个人生活活动。

(3)慢性呼衰急性加重:在慢性呼衰的基础上,因合并呼吸道感染或气道痉挛等情况,出现急性加重。表现为在短时间内$PaCO_2$明显上升和PaO_2明显下降,称为慢性呼衰急性加重。

2.根据血气变化分类

(1)Ⅰ型呼衰:主要是换气功能障碍导致缺氧。血气分析表现为单纯PaO_2<8.0kPa(60mmHg)。

(2)Ⅱ型呼衰:主要是肺泡通气不足,血气分析表现为PaO_2<8.0kPa(60mmHg),$PaCO_2$>6.7kPa(50mmHg)。

3.根据病变部位分类

可以分为周围型呼衰和中枢型呼衰。

二、病因

呼衰的病因繁多,常见的病因如下。

1.呼吸道病变

喉水肿、气管及支气管炎症、气管痉挛、肿瘤、呼吸道分泌物或异物阻塞,引起通气不足和气体分布不均,导致通气/血流比例失调,发生缺氧和二氧化碳潴留。

2.肺组织病变

各种累及肺泡和(或)肺间质的病变如肺炎、重度肺结核、肺气肿、弥漫性肺纤维化、肺水肿、ARDS、硅肺、肺不张等,可引起参与呼吸的肺泡减少、有效弥散面积减少、肺顺应性减低、通气/血流比例失调,导致缺氧或合并二氧化碳潴留。

3.肺血管病变

肺栓塞、脂肪栓塞、肺血管炎、肺毛细血管瘤、多发性微血栓形成,使肺换气功能损害,导致缺氧。

4.胸廓病变

如胸廓外伤、畸形,手术创伤,大量气胸或胸腔积液等,影响胸廓活动和肺扩张,导致通气减少及吸入气体分布不匀,影响换气功能。

5.神经肌肉疾病

脑血管病变、脑炎、脑外伤、电击、药物中毒等直接或间接抑制呼吸中枢;脊髓灰质炎、多发性神经炎以及重症肌无力等导致呼吸肌肉无力和疲劳。因呼吸动力下降引起通气不足。

三、发病机制和病理生理

(一)缺氧和二氧化碳潴留的发生机制

1.通气不足

健康成人呼吸空气时约需 4L/min 肺泡通气量,才能保持有效氧和二氧化碳通过血气屏障进行气体交换的气体分压差。肺泡通气量不足,肺泡氧分压下降,二氧化碳分压增加,肺泡-毛细血管分压差减少,都可诱发呼衰。

2.弥散障碍

弥散是氧和二氧化碳通过呼吸膜进行气体交换的过程。二氧化碳弥散能力是氧的 20 倍,故在病理情况下弥散障碍主要影响氧的交换,产生单纯缺氧。在临床上肺的气体弥散面积减少(如肺实质病变、肺气肿等)和弥散膜增厚(如肺间质纤维化、肺水肿等)均可引起氧的弥散障碍而导致低氧。

3.通气/血流比例失调

肺泡通气量与灌注周围毛细血管血流的比例必须协调,才能保证有效的气体交换。一般肺泡通气量为 4L/min,肺毛细血管血流量为 5L/min,二者的比例为

0.8。当通气/血流比值＞0.8 时，则形成生理死腔增加；当通气/血流比值＜0.8 时，造成右向左分流。通气血流比例失调通常仅产生缺氧，并无二氧化碳潴留。这是由于：①静-动脉血二氧化碳分压差较小，仅 0.8kPa(6mmHg)。二氧化碳弥散能力大，约为氧气的 20 倍，可借健全的肺泡过度通气，排出较多的二氧化碳，不致出现二氧化碳潴留。然而，严重的通气/血流比例失调亦可导致二氧化碳潴留。②氧解离曲线呈 S 形，健全肺泡毛细血管血氧饱和度已处于曲线的平坦段，吸空气时，肺泡氧分压虽有所增加，但血氧饱和度上升极少，因此，健全的通气过度的肺泡不能代偿通气不足的肺泡所致的摄氧不足而发生缺氧。

4.动-静脉分流

肺动静脉瘘或由于肺部病变如肺泡萎陷、肺不张、肺炎和肺水肿，均可导致肺内分流量增加，使静脉血没有接触肺泡气进行气体交换的机会，直接流入肺静脉。故提高吸氧浓度并不能增加动脉血氧分压。如分流量超过 30％以上，吸氧对血氧分压的影响有限。

5.氧耗量

氧耗量增加是呼吸功能不全时加重缺氧的原因之一。发热、寒战、呼吸困难和抽搐均增加氧耗量。

(二)缺氧、二氧化碳潴留对机体的影响

1.对中枢神经的影响

中枢神经系统对缺氧的敏感性可因部位不同而有差异，其中以大脑皮质最为敏感。所以缺氧患者最早出现精神症状。缺氧对中枢神经影响的程度与缺氧的程度和发生的急缓有关。急性缺氧会引起烦躁不安、全身抽搐，可在短时间内死亡。逐渐降低吸氧浓度，症状发展缓慢。轻度缺氧时注意力不集中、智力减退、定向障碍，严重缺氧则可出现烦躁不安、意识朦胧、昏迷、抽搐等。

吸入二氧化碳开始，二氧化碳直接抑制大脑皮质，降低兴奋性；随着二氧化碳增加，对皮质下层刺激增加，间接引起皮质兴奋；高浓度二氧化碳则抑制皮质下层，使中枢神经处于麻醉状态。在出现麻醉前的患者，往往先有失眠、精神兴奋、烦躁不安的先兆兴奋症状。

缺氧和二氧化碳潴留均会使脑血管扩张，血流阻力减少，血流量增加。严重缺氧和二氧化碳潴留会发生血管通透性增加，引起脑间质水肿和脑细胞内水肿，导致颅内压增高，挤压脑组织，压迫血管，进而加重脑组织缺氧，形成恶性循环。

2.对心脏、循环的影响

缺氧对心脏、循环的影响与缺氧程度相关。缺氧通过化学感受器兴奋交感神

经,可出现心率增快、血压升高、心排血量增加。冠状动脉血流量在缺氧时明显增加,有利心肌活动增加所需的氧和能量。心肌对缺氧十分敏感。早期轻度缺氧即在 ECG 上显示出来,急性严重缺氧可导致心室颤动或心室骤停。缺氧可引起肺小动脉收缩,肺动脉压力升高导致右心负荷加重,日久形成慢性肺源性心脏病,右心功能不全。

二氧化碳潴留可引起心血管运动中枢和交感神经兴奋,表现为腹腔内脏血管收缩,回心血量增多,心率加快,心排血量增加以及血压上升。使心、脑、皮肤血管扩张,血流量增加,肺、肾、腹腔脏器血管收缩,血流量减少。当严重二氧化碳潴留时,患者以普遍性血管扩张为主,引起低血压甚至休克状态。

3.对呼吸的影响

缺氧对呼吸的影响远较二氧化碳潴留的影响为小。缺氧可引起通气量增加,主要通过颈动脉窦和主动脉弓化学感受器的刺激作用来实现。通常 PaO_2 下降到 $<8kPa(60mmHg)$ 时,才出现兴奋呼吸中枢的作用,如缺氧程度缓慢加重,这种反射作用较为迟钝。

二氧化碳是强有力的呼吸中枢兴奋剂,吸入气中含有 1% 二氧化碳时,通气量就开始增加,并随二氧化碳浓度的上升而成倍增长。但当吸入二氧化碳浓度超过 12% 时,通气量不再增加,呼吸中枢处于被抑制状态。

慢性呼吸衰竭时,由于 $PaCO_2$ 增高缓慢,其所引起通气量的增加,不如急性呼吸衰竭。当 $PaCO_2>10.67kPa(80mmHg)$ 时,二氧化碳即失去其兴奋呼吸中枢的作用,而变为呼吸抑制,此时呼吸主要靠缺氧对化学感受器的刺激来维持。

4.对造血系统的影响

(1)继发性红细胞增多症:低氧血症可使红细胞生成素产生增加,促使红细胞增生,引起继发性红细胞增多,一方面增加了血液的携氧能力而带来益处,另一方面由于血黏稠度的增加,是形成右心衰竭的机制之一。

(2)弥漫性血管内凝血(DIC):缺氧和血黏稠度增加也是导致 DIC 的原因。

5.对肾功能的影响

缺氧可使肾血管收缩,血流量减少,肾小球滤过率、尿量和钠排出量减少。肾功能受到抑制的程度与 PaO_2 降低程度相关。

轻度高碳酸血症对肾小球滤过率影响不大,当 $PaCO_2$ 大于 $8kPa(60mmHg)$ 时,肾血流量明显减少,可引起少尿。

6.对消化系统的影响

缺氧可直接或间接损害肝细胞,使丙氨酸转氨酶上升,但随着缺氧的纠正,肝功能逐渐恢复正常。低氧血症是呼吸衰竭时产生消化道溃疡与出血的原因之一。

7.对酸碱平衡和电解质的影响

维持生命需要的能量来自糖、脂肪、蛋白质的氧化分解过程。在缺氧条件下组织释放能量的生物氧化过程无法正常进行，机体的生理功能将不能维持正常。严重缺氧降低能量产生的效率，且产生大量乳酸和无机磷引起代谢性酸中毒。由于能量不足，钠泵功能失调，钾离子到细胞外，钠、氢离子进入细胞内，可产生高钾血症及细胞内酸中毒。

$PaCO_2$ 升高直接影响到 pH，产生呼吸性酸中毒，继而钠、氢离子进入细胞内，钾离子转到细胞外，肾代偿性减少碱的排出，使碳酸氢根增多。由于血液中主要阴离子为 HCO_3^- 和 Cl^-，根据电中性原理，当 HCO_3^- 增加，Cl^- 相应性降低时，产生低氯血症。

四、临床表现

呼吸衰竭的临床表现除原发疾病症状外，主要是缺氧和二氧化碳潴留所引起的呼吸困难和多脏器功能紊乱的表现。二氧化碳潴留和低氧血症一样对机体产生多种影响，临床表现复杂多样。由肺疾病导致的慢性呼衰多有明显的呼吸道症状，动脉血气表现为代偿性呼吸性酸中毒。而由神经肌肉疾病、呼吸中枢驱动降低等原因导致的慢性呼衰通常无呼吸系统症状。多数患者的早期表现为夜间 CO_2 潴留加重所致的多梦、遗尿，晨起头痛、乏力，嗜睡，情绪异常等。如无呼吸系统症状且不进行动脉血气检查很容易贻误诊断，需引起注意。

（一）呼吸困难

多数患者有明显的呼吸困难，表现为呼吸频率、节律和幅度的改变。如中枢性呼吸衰竭呈潮式、间歇或抽泣样呼吸；慢性阻塞性肺疾病开始时表现为呼吸费力伴呼气延长，严重时发展为浅快呼吸，辅助呼吸肌活动增强，点头或提肩呼吸。并发二氧化碳麻醉时，则出现浅慢呼吸或潮式呼吸。但中枢神经药物中毒表现为呼吸匀缓、昏睡，危重者呈潮式、间停或抽泣样呼吸。

（二）发绀

发绀是缺氧的典型表现。当动脉血氧饱和度低于 85％ 时，可在血流量较大的口唇、指甲出现发绀。另应注意，因发绀的程度与还原型血红蛋白含量相关，当血液中还原血红蛋白绝对值超过 50g/L 时，一般就比较明显。故红细胞增多者发绀可明显，贫血时血液中还原血红蛋白浓度明显下降，即使明显缺氧也不出现发绀。严重休克时即使动脉血氧分压正常，也可出现发绀。发绀还受皮肤色素及心功能的影响。

（三）神经精神症状

急性呼衰的精神症状较慢性为明显，急性严重缺氧可立即出现精神错乱、狂躁、昏迷、抽搐等症状；慢性缺氧多有智力或定向功能障碍。

二氧化碳潴留常表现为先兴奋后抑制的现象。兴奋症状包括失眠、烦躁、躁动，夜间失眠而白天嗜睡（昼夜颠倒）现象。但此时切忌用镇静药或催眠药，以免加重二氧化碳潴留，发生肺性脑病。重者可出现二氧化碳麻醉状态"肺性脑病"，表现为神志淡漠、肌肉震颤或扑翼样震颤、间歇抽搐、昏睡甚至昏迷等。亦可出现腱反射减弱或消失，锥体束征阳性等。

（四）循环系统症状

缺氧以及二氧化碳潴留时，可出现心动过速、血压升高，严重时血压可下降甚至休克。各种心律失常也常见，长期肺动脉高压将诱发右心衰竭，出现相应的症状和体征。

（五）消化系统和泌尿系统症状

可出现食欲下降、肝肾功能受损，如血清丙氨酸转氨酶升高、尿素氮升高，消化道出血、溃疡，蛋白尿，这些变化是可逆的，呼吸衰竭缓解后可恢复正常。

五、诊断

呼吸衰竭的早期诊断极为重要，它有赖于临床医生对其临床表现和发生原理的充分认识。一旦有临床征兆时应及早做动脉血气分析，明确诊断。动脉血气分析除能确诊呼吸衰竭外，还能反映其性质和程度，对指导氧疗、机械通气各种参数的调节，以及纠正酸碱平衡和电解质紊乱均有重要价值。

慢性呼衰时典型的动脉血气改变是 $PaO_2 < 8kPa(60mmHg)$，可伴或不伴 $PaCO_2 > 6.67kPa(50mmHg)$，临床上以伴有 $PaCO_2 > 6.67kPa(50mmHg)$（Ⅱ型呼衰）为常见。

六、治疗

呼吸衰竭可直接危及生命，必须采取及时有效的抢救措施。呼衰处理的原则是在保持呼吸道通畅条件下，改善通气和氧合功能，纠正缺氧和二氧化碳潴留，以及纠正代谢功能紊乱，从而为基础疾病和诱发因素的治疗争取时间和创造条件，但具体措施应结合患者的实际情况而定。

（一）病因治疗

呼吸衰竭可由多种原因引起,针对不同病因采取适当的治疗十分重要,也是呼吸衰竭治疗的根本。如上气道阻塞、严重气胸、大量胸腔积液、药物中毒等所引起的呼吸衰竭,只要上述原因解除,呼吸衰竭就有可能自行缓解。慢性呼吸衰竭急性加剧,往往都有诱因,如感染、过劳、营养不良、药物应用不当等,针对这些病因的治疗,有时比呼吸衰竭本身还重要。

（二）保持呼吸道通畅

无论何种原因引起的呼吸衰竭,保持气道通畅都是最基本、首要的治疗措施。

1.保持气道通畅的重要性

气道不通畅使呼吸阻力增大,呼吸功消耗增多,加重呼吸肌疲劳,也使炎性分泌物排出困难而加重感染。如气道完全阻塞,则必然发生窒息,患者可在短时间内死亡。故在氧疗和改善通气之前,必须采取各种措施,使呼吸道保持通畅。

2.清除口腔、鼻腔、咽喉部分泌物

口咽部护理和鼓励患者咳痰很重要。可用多孔导管通过口腔、鼻腔、咽喉部,将分泌物和胃内反流物吸出。对于痰多黏稠难以咳出者,可用祛痰药使痰液稀释,可选用溴己新(必嗽平)16mg,每日3次,或氨溴索(沐舒坦)30mg,每日3次。氨溴索的祛痰作用较前者强,它不仅降低痰液黏度,而且增强黏膜纤毛运动,促进痰液排出。另外可选用中药鲜竹沥液或使用 α-糜蛋白酶雾化吸入。对于神志清醒的患者,应鼓励咳嗽或多翻身拍背,促进痰液排出。对于无力咳嗽的患者,可间断经鼻气管吸引痰液。建立人工气道患者,应定时吸引气道内分泌物,定期湿化气道。由于感染是导致呼吸道分泌物增多的重要原因,因而明确控制感染对于减少痰液的生成至关重要。临床上也可将痰液减少作为判定抗感染治疗有效的指标之一。对严重排痰障碍者可考虑用纤维支气管镜吸痰。呼吸衰竭患者经呼吸道蒸发的水分高于正常人,应注意保持体液平衡,慎用利尿剂。

3.解除支气管痉挛

可选用茶碱、β_2 受体激动剂、激素、抗胆碱能药物等,解除支气管痉挛,增加纤毛运动。可口服茶碱缓释片,100mg,每日2次,或静脉滴注氨茶碱,一般每日总量不超过1g。氨茶碱除松弛支气管平滑肌外,尚有抗炎、兴奋呼吸中枢、增强膈肌收缩力的作用。近年来,国内使用定量气雾器(MDI)和雾化器吸入 β_2 受体激动剂(常用沙丁胺醇或特布他林)治疗,效果较好。临床使用茶碱和 β_2 受体激动剂时需注意心脏的不良反应。国外将吸入抗胆碱能药物作为 COPD 患者的首选治疗药物,常用溴化异丙托品(爱全乐)气雾剂,该药吸入后 $5\sim10min$ 起效,$30\sim90min$ 达

血峰值,可持续 4～6h。

4.人工气道的建立

经上述处理无效,病情危重者,可采用气管插管和气管切开建立人工气道。

(三)氧疗

呼吸衰竭所导致的缺氧可给机体造成严重危害,其程度超过二氧化碳潴留。氧疗就是通过增加吸入氧浓度,从而提高肺泡内氧分压(PaO_2),改善动脉血氧分压(PaO_2),使组织缺氧得到改善。合理的氧疗还能减轻呼吸做功和降低缺氧性肺动脉高压,从而减轻右心负荷。

1.氧疗的方法

氧疗需根据不同的病理生理状态来选择不同的方式、不同的吸氧浓度与流量。流量一般指每分钟纯氧释放升数。

(1)鼻导管或鼻塞给氧:此为常用的氧疗方法,吸入氧浓度(FiO_2)与吸入氧流量大致呈如下关系:$FiO_2 = [21 + 4 \times 吸入氧流量(L/min)] \times 100\%$。这只是粗略的估计值。在同样吸氧流量下,$FiO_2$ 还与潮气量、呼吸频率、分钟通气量和吸呼比等因素有关。总的来说,每分通气量较小时,实际 FiO_2 要比计算值高;相反则较计算值低。张口呼吸时的亦低。

(2)简易开放面罩:面罩两侧有气孔,呼出气可经气孔排出,当氧流量大于 4L/min 时,不会产生重复呼吸现象。增大氧流量最高 FiO_2 可达 50%～60%。这种面罩封闭性不好,FiO_2 不稳定,是其主要缺点。

(3)空气稀释面罩:Venturi 面罩是通过 Venturi 原理,利用氧流量产生负压,吸入空气以稀释氧,调节空气进量可控制吸入氧浓度在 25%～50% 范围内,面罩内氧浓度相对稳定,其缺点是进食、咳痰不便。

(4)家庭氧疗:对慢性Ⅱ型呼衰患者,特别是伴有肺源性心脏病患者,需家庭氧疗,长期夜间氧疗(1～2L/min,每日 10h 以上)有利于降低肺动脉压,减轻右心负荷,提高生活质量及 5 年存活率。

(5)机械通气时的氧疗:一般呼吸机都是通过人工气道与患者相连,形成一密闭回路。此种情况下 FiO_2 较易控制,可提供 21%～100% 任意浓度的 FiO_2。此法是最可靠的给氧方法。

2.慢性呼衰的氧疗

(1)缺氧伴二氧化碳潴留:此类患者在呼吸科呼吸衰竭患者中占大多数。宜采用低流量(1～3L/min)、低浓度(25%～35%)持续供氧,即所谓的控制性氧疗。其原理如下:慢性阻塞性肺病因通气/血流比例失调,弥散功能障碍和肺泡通气不足引起的缺氧,吸入低浓度氧能提高通气肺区的低肺泡氧分压和动脉血氧分压;Ⅱ型呼衰时,由于伴有严重的二氧化碳潴留,$PaCO_2$ 显著升高,如达到 10.67kPa(80mmHg)以上时,使原本 CO_2 对呼吸中枢的兴奋作用转为抑制呼吸中枢,此时呼吸的驱动主要靠低氧对周围化学感受器的刺激来维持,这时如给予高浓度氧气吸入,虽然 PaO_2 可迅速上升,但上述化学感受器却失去低氧血症的刺激作用,从而患者的自主呼吸必将受到抑制,使肺泡通气量减少,$PaCO_2$ 升高,甚至出现肺性脑病,这种神志改变往往与 $PaCO_2$ 上升的速度有关。此外,吸入高浓度氧可解除低氧性肺血管痉挛,使高肺泡通气与血流比的肺区域中的血流向低肺泡通气与血流比的区域,即使肺内血流重新分布,有可能加重通气与血流比例失调,引起生理死腔与潮气量之比的增加,从而使有效肺泡通气量减少,$PaCO_2$ 进一步升高。根据血红蛋白氧解离曲线的特征,在Ⅱ型呼吸衰竭时 PaO_2 与 SaO_2 的关系处在氧解离曲线的陡直部分,PaO_2 稍有增高时,SaO_2 即有很大增加,组织供氧可得到较大改善。而此时仍有一定程度的缺氧保持对周围化学感受器的刺激维持较强的自主呼吸。

(2)单纯性缺氧:对弥漫性间质性肺炎、肺间质纤维化、间质水肿、弥漫性肺泡癌及癌性淋巴管炎患者,主要为弥散功能障碍、通气/血流比例失调所致的缺氧,并由此刺激化学感受器引起过度通气,$PaCO_2$ 偏低,致 pH 增高,氧解离曲线左移,使组织缺氧更加严重,此时给予较高浓度吸入,可纠正缺氧。但晚期患者吸入高浓度氧效果甚差,如伴二氧化碳潴留时,必要时可做机械通气氧疗。对完全肺实变和肺不张引起的通气/血流比例失调和肺内动-静脉样分流性缺氧,因氧疗并不能增加分流静脉血的氧合,吸氧较难提高 PaO_2。若肺内动-静脉样分流超过 30%,吸入高浓度氧(>50%)亦难以纠正缺氧。

(四)抗感染治疗

慢性呼吸衰竭急性发作往往是呼吸道感染所诱发,故应常规给予抗感染治疗。控制感染对改善通气和换气,减轻心脏负荷都有积极作用。理论上应根据微生物培养和药物敏感试验选用抗生素,但为了使患者及时得到治疗,可根据患者发病时间长短,治疗经过及病情轻重来估计哪种微生物感染可能性大,适当选用抗生素。待结果回报后再根据细菌培养药物敏感性结果、临床症状等调整抗生素的应用。

慢性呼吸衰竭患者因住院时间久、年老体弱、免疫功能低下或缺陷、接受机械通气治疗等因素的影响,易发生医院获得性下呼吸道感染。细菌是引起呼吸道感染的主要病原体,因而正确选用抗菌药物是治疗的关键。

1.抗菌药物的临床药理

有效的抗菌治疗取决于感染部位抗生素的适宜浓度。抗生素治疗呼吸道感染的疗效与其渗入到支气管肺组织的量有关。以呼吸道分泌物的药物浓度与血清的比值反映药物渗透特性,发现β-内酰胺类为0.10～0.20、氨基糖苷类0.20～0.40、氟喹诺酮类0.50～1.0,提示使用β-内酰胺类抗生素治疗呼吸道感染时剂量宜大。氨基糖苷类因具有首次接触效应和抗生素后效应两大杀菌特点,故每日剂量一次性投药可提高支气管、肺内药物浓度,增强疗效,而且并不增加毒性。

2.抗菌药物的经验治疗

(1)单药治疗:随着广谱β-内酰胺和氟喹诺酮类药物的问世,临床开始单用亚胺培南、头孢哌酮/舒巴坦、头孢他啶、替卡西林/克拉维酸等治疗下呼吸道感染,临床治愈率常可达80％以上。单药疗法的明显缺点是抗菌谱不可能覆盖所有致病菌,而呼吸道感染特别是院内呼吸道感染,常由多种细菌混合感染所致。氟喹诺酮类药对肠杆菌科和流感嗜血杆菌有较强杀菌作用,但对肺炎球菌和厌氧菌作用较弱。第二代头孢菌素和氟喹诺酮类药对金黄色葡萄球菌有效,而第三代头孢菌素如头孢他啶等对其作用甚弱,头孢噻肟对铜绿假单胞菌作用较弱。单药疗法还易出现耐药菌株和重复感染,有单用亚胺培南或氟喹诺酮类药后出现耐药金黄色葡萄球菌、铜绿假单胞菌等报道。

(2)联合用药:应选用针对常见致呼吸道感染的革兰阳性或阴性病原菌的抗生素。常用方案:β-内酰胺类＋氨基糖苷类;β-内酰胺类＋氟喹诺酮类;氨基糖苷类＋氟喹诺酮类药;β-内酰胺类＋β-内酰胺类;克林霉素＋氨基糖苷类。联合用药的优点是拓宽抗菌谱,减少重复感染概率,延缓耐药菌株的出现。选用抗生素时应考虑既往用药、基础病、发病过程及治疗反应等因素。如慢性支气管炎患者易受流感嗜血杆菌感染,接受激素治疗的神经外科患者以金黄色葡萄球菌感染常见,肺囊性纤维化和接受机械通气治疗者常有铜绿假单胞菌感染,治疗术后呼吸道感染应兼顾抗厌氧菌等。

因此,临床上必须根据药物的作用特点及抗菌范围,并参照本地区细菌耐药情况,选择有效的抗菌药物治疗呼吸道感染。目前,肺炎链球菌对青霉素仍相当敏感,有报道对耐药菌株,大剂量青霉素仍有效,故对肺炎链球菌感染仍首选青霉素。对于金黄色葡萄球菌感染,90％菌株对青霉素耐药,50％菌株对苯唑西林耐药。临床上常选苯唑西林、头孢唑啉、头孢美唑、氟喹诺酮类等加一种氨基糖苷类药联用。亚胺培南、头孢哌酮/舒巴坦及第四代头孢菌素如头孢吡肟等也可选用。对于耐甲氧西林的金黄色葡萄球菌(MRSA)感染,一般首选万古霉素。对于铜绿假单胞菌感染,可选择哌拉西林、头孢哌酮、头孢他啶、环丙沙星等与氨基糖苷类联用。第三代头孢菌素中以头孢他啶抗铜绿假单胞菌活性最强。亚胺培南、第四代头孢菌素、单环菌素类如氨曲南等也可选用。近年来,国内报道革兰阴性菌产生超广谱 β-内酰胺酶(ESBL)日益增多,以克雷伯菌属及大肠埃希菌等肠杆菌科细菌为多见,对第三代头孢菌素普遍耐药,已引起临床高度重视。当怀疑细菌产生 ESBL 时,应考虑使用碳青霉烯类抗生素和 ESBL 抑制剂治疗。

(3)抗厌氧菌治疗:厌氧菌所致的呼吸道感染常有下列特征:①痰液呈臭味。②标本涂片革兰染色有大量形态较一致的细菌,但普通细菌培养呈阴性。③多有原发疾病和诱发因素如肺癌、支气管扩张、意识障碍、胃肠道或生殖道手术后、长期应用免疫抑制剂或氨基糖苷类药等。目前常选用的抗厌氧菌药物为青霉素、甲硝唑、克林霉素、替硝唑等。替硝唑为咪唑类药,对大多数厌氧菌有效,其中对脆弱拟杆菌和梭杆菌属的活性较甲硝唑强,常用剂量为 800mg 静脉滴注,每日 1 次,连用 5~7d。

(4)抗真菌治疗:呼吸道感染经多种抗生素治疗无效,或效果不佳时需高度怀疑真菌感染。存在下列因素:①长期应用广谱抗生素或抗菌药物,导致菌群失调。②应用肾上腺皮质激素、免疫抑制剂、抗癌药物、放射治疗。③恶性肿瘤、糖尿病、尿毒症、大面积烧伤、COPD 等,易导致真菌感染。临床上怀疑真菌感染时,应及时行痰找真菌丝或孢子、真菌培养及相关血清学检查。临床常用氟康唑、伊曲康唑、大蒜素、两性霉素 B 等。此外,青霉素为治疗放线菌病的首选药,磺胺药(复方SMZ)为治疗奴卡菌病首选药。

年老体弱、机体反应性差的患者,当出现呼吸道感染时常仅有咳嗽和咳痰或气道分泌物增加(机械通气时)的表现,或呼吸频率增快、PaO_2 降低。而较少有发热及外周血白细胞升高,胸部 X 线检查可缺乏特征性改变。此时,观察咳嗽和咳痰或气道分泌物的变化常成为判断抗感染治疗是否有效的重要指标。

(五)机械通气治疗

对于严重呼吸衰竭患者,机械通气常能起到起死回生、挽救患者生命的作用。机械通气的作用可概括为:①维持合适的通气量。②改善肺的氧合功能。③减轻呼吸做功。④维护心血管功能稳定。机械通气应用指征尚无统一的标准,动态观察病情变化很重要。经过积极的治疗,情况无改善甚至恶化,宜尽早应用机械通气。尽可能避免等到呼吸心跳濒临停止或已停止后再考虑用机械通气。

1.上机指征

目前对慢性呼吸衰竭尚无明确、统一的标准来决定是否使用机械通气。对于不同原因所致的呼吸衰竭,选择上机的标准应有所差异。有人主张在开始机械通气之前应充分估计原发病是否可逆、有无撤机的可能,并综合考虑医疗、社会、经济等诸多因素。对 COPD 所致的慢性呼吸衰竭,经积极抗感染、氧疗、扩张支气管、祛痰等综合处理后,病情未缓解或加重时应考虑使用机械通气。临床主要根据患者的一般情况(神志、呼吸频率及节律、自主排痰能力)及动脉血气指标的动态变化来判定。当出现神志障碍,呼吸频率过快或过慢、呼吸节律不规则,无力咳痰,吸氧条件下 $PaO_2<6.0kPa(45mmHg)$、$PaCO_2>10kPa(75mmHg)$、$pH<7.25$ 时,提示需及时使用机械通气。由于此类患者长期存在低氧血症,选择上机的 PaO_2 值一般较急性呼吸衰竭为低。此外,患者发病前动脉血气指标的水平对于决定是否上机有重要参考价值。

2.无创通气

由于呼吸机的性能逐渐完善,连接人机界面的鼻或口鼻面罩材料也得到改进,使人机更为协调。为使机械通气进一步符合人体自然呼吸生理过程,国内外广泛开展无创伤性机械通气技术治疗慢性呼吸衰竭,已取得一定疗效。无创伤性机械通气的有效性、安全性及可依从性已得到临床认可,与有创伤性机械通气比较,减少了气管插管或气管切开的并发症,降低呼吸道感染特别是呼吸机相关肺炎的发生率,从而缩短住院时间,节省医疗开支。

对 COPD 所致的慢性呼吸衰竭,一般可采用辅助通气模式,以压力支持通气(PSV)较为常用,PSV 时每次吸气的潮气量、吸气流量、呼吸频率和吸气时间皆受患者的自主呼吸调节,同步性好,易被患者接受。压力支持从低压($10cmH_2O$)开始,逐渐增加压力,最高压力以$<30cmH_2O$ 为妥。由于压力支持的提供必须由患者自主呼吸触发,因而对呼吸中枢驱动受抑制或不稳定、神经肌肉严重病变和呼吸肌极度疲劳的患者,不宜使用 PSV。鉴于 PSV 的主要缺点是没有通气量的保证,临床可采用同步间歇指令通气(SIMV)＋PSV,必要时设置指令性分钟通气(MMV)功能以保障机械通气的安全。准备撤机时,压力支持应逐步减低,使患者的自主呼吸能力得到锻炼和恢复,一般调节至 $5cmH_2O$ 或更低,稳定 $4\sim8h$ 后可考虑脱离呼吸机。

近年来,双相气道正压通气(BiPAP)和比例辅助通气(PAV)备受临床关注,并已显示一定的应用前景。BiPAP 的基本工作原理是压力支持通气加呼气末正压通气(PSV＋PEEP)。该类呼吸机通常有 5 个功能键:IPAP(吸气气道正压)、EPAP(呼气气道正压)、S/T(自主/定时)、S 和 T。在功能键 IPAP 和 EPAP 相当于持续气道正压。在 S 键相当于 PSV 或合并 PEEP。在 T 键则为压力控制通气或合并PEEP。S/T 键则视自主呼吸频率和预设频率的关系而定,自主呼吸能力强为

PSV,否则为压力限制、时间切换的机械通气。BiPAP 可以对吸气相和呼气相气道压分别进行调节。在吸气时提供较高压力($20\sim30\text{cmH}_2\text{O}$),帮助患者克服肺-胸廓弹性回缩力和气道阻力;在呼气时提供较低压力($4\sim8\text{cmH}_2\text{O}$)防止小气道闭塞,以减轻气道阻力和促进气体在肺内均匀分布。BiPAP 作为辅助通气模式,主要用于增加有自主呼吸患者的通气量,也可用于有创通气患者撤机的过渡。BiPAP 的主要缺点是不能保证有效通气量,对自主呼吸较差的患者应慎用。PAV 系指吸气时提供与吸气气道压成比例的辅助通气,患者的呼吸方式不受呼吸机影响。PAV 的主要特点是通过自主呼吸调控机械通气,理论上较为符合人体的呼吸生理特点,既提高通气效率,又可避免通气过度,并使患者感觉舒适。

对神经肌肉疾患及限制性通气功能障碍所致的慢性呼吸衰竭,有采用胸外负压通气(NPV)治疗。NPV 的优点是通过胸外压力变化辅助呼吸,无需与口鼻连接,不干扰呼吸道的生理功能,但人机同步性能较差。此外,NPV 可增加回心血量,加重心脏负荷,不宜用于心功能不全的患者。

经鼻或鼻面罩无创性通气的主要作用是辅助通气泵功能,减轻呼吸肌疲劳,因而适用于慢性呼吸衰竭的长期和家庭治疗。有报道,COPD 家庭长期无创性通气 5 年存活率可达 43%。其常见并发症有漏气、胃胀气、鼻梁及面部皮肤损伤、刺激性结膜炎、误吸等。

3.有创通气

对于病情危重、气道分泌物多、阻塞严重或经无创通气效果不佳者,仍需及时行气管插管或气管切开后机械通气。根据患者的呼吸情况,选择控制性或辅助性通气模式。前者适用于自主呼吸不规则、减弱或消失,后者适用于自主呼吸存在并与呼吸机协调良好的呼衰患者。慢性呼吸衰竭的患者多存在严重呼吸肌疲劳,有主张初期应用控制通气,待呼吸肌疲劳恢复后改用辅助通气。有气道阻塞或存在肺部疾患时,宜选用同步性能好的呼吸机,以减少人机对抗并确保肺泡通气量的稳定。脑部及神经肌肉疾患所致的慢性呼吸衰竭,因肺功能正常,各种类型的呼吸机均可选用。

4.机械通气参数的设置与调节

(1)潮气量与通气频率:二者是决定呼吸机通气量的主要因素。通常潮气量为 10mL/kg,对于气道阻力增加及肺顺应性降低的患者,可将潮气量调整为 $6\sim8\text{mL/kg}$。通气频率的设置与采用的通气模式有关。一般控制性通气频率为 $12\sim20$ 次/分,采用辅助-控制通气时,设置的频率可稍低于自主频率。采用 SIMV 时,初期应用较高的机控频率,待病情好转、自主呼吸能力增强,可逐渐下调频率。对于 COPD 患者宜选用较慢的通气频率（12～16 次/分），而对限制性肺部疾病患者应设置较高的频率（18～24 次/分）。

（2）吸/呼时间比：一般为 1∶1.5～1∶2.0，阻塞性通气障碍者可大于 1∶2.0，限制性通气障碍者以 1∶1～1∶1.5 为宜。

（3）吸入氧浓度：原则是由高浓度向低浓度调节。在维持 PaO_2 大于 8.0kPa（60mmHg）的前提下，尽量降低氧浓度。机械通气初期，氧浓度可设置较高（大于 60%），但时间宜短。长期机械通气患者，吸入氧浓度应低于 40%。

（4）吸气压力：定压型呼吸机靠调节吸气压力产生预期潮气量，而定容型呼吸机的吸气压力取决于潮气量、气道阻力等因素。为避免吸气压力过高造成肺组织的损伤，有提出吸气压力峰值（PIP）不宜超过 $40cmH_2O$，也有主张观测气道平台压，使其小于 $35cmH_2O$ 较为合适。

（5）触发灵敏度：应用辅助通气模式时需设置触发灵敏度，常见压力触发和流速触发两种。压力触发水平通常设在（-0.5～$-2cmH_2O$）。采用 PEEP 时，应较 PEEP 低 $1.5cmH_2O$。流量触发较压力触发更为敏感，可设置在 1～3L/min 水平。

为克服传统机械通气的局限性，近年来提倡应用一些新的机械通气策略，其中以容许性高碳酸血症和压力限制通气为重要。前者指采用小潮气量（5～7mL/kg）通气，容许 $PaCO_2$ 有一定程度升高。一般要求 $PaCO_2$ 上升的速度应小于 1.33kPa/h（10mmHg/h），以便细胞内 pH 得到适当调整。关于 $PaCO_2$ 可以升高到何种水平，目前尚无统一标准，有认为机体可以耐受 $PaCO_2$ 在 10.7～12.0kPa（80～90mmHg）范围内。文献报道，容许性高碳酸血症可应用于 ARDS、支气管哮喘及 COPD 患者，因 CO_2 升高可扩张脑血管、增加交感神经兴奋性，故慎用于颅内压升高及心功能不全的患者。

压力限制通气是指呼吸机按照设置的气道压力目标输送气体，其特点一是吸气早期肺泡迅速充盈，有利于气体交换；二是人机协调性好，吸气流速或压力上升时间可根据患者的需要加以调整。

5.机械通气的撤离

（1）撤机指征：祛除或基本控制导致呼吸衰竭的诱因，使患者恢复或改善自主呼吸能力、能够自主排痰、全身一般情况稳定、无酸碱失衡及电解质紊乱是实施撤机的基本条件。通常要求撤机前 PaO_2>8.0kPa（60mmHg）（FiO_2<40%），$PaCO_2$ 基本正常（COPD 患者达到缓解期水平）。有条件者可测定通气功能指标如肺活量、潮气量等，应当指出，这些指标不应被看作决定撤机与否的绝对标准，而是要求我们在实施撤机过程中努力争取上述指标的实现。

（2）撤机方法：对于病情轻、机械通气时间短的患者，可直接停机观察。机械通气时间较长，对呼吸机有一定程度依赖的患者可应用 PSV、SIMV、MMV 等过渡性撤机。临床常见 COPD 及严重神经-肌肉疾病患者的撤机较其他病种的患者撤机困难。最近提出以无创机械通气辅助 COPD 患者早期拔管撤机的策略。COPD 患者发生呼吸衰竭的主要原因是下呼吸道出现感染，引起气道阻塞加重，使因长期高负荷做功及营养不良所致的呼吸肌疲劳进一步加重，出现通气障碍。这既是 COPD 患者上机的原因，也是对 COPD 患者撤机的主要影响及考虑因素。COPD 上机后短期内可以控制下呼吸道感染，但由于气道阻塞状态和呼吸肌疲劳，自主通气功能尚不能完全满足机体需要，仍需机械通气，使得机械通气时间延长。由于存在人工气道，易于发生院内下呼吸道感染，使撤机时间延迟，甚至造成呼吸机依赖。

（六）呼吸兴奋剂治疗

对呼吸衰竭患者是否应使用呼吸兴奋剂，学者们一直有争议。由于其使用简单、经济，且有一定疗效，故仍较广泛使用于临床。呼吸兴奋剂刺激呼吸中枢或周围化学感受器，通过增强呼吸中枢驱动，增加呼吸频率和潮气量，改善肺泡通气。与此同时，患者的氧耗量和 CO_2 产生量亦相应增加，且与通气量呈正相关，故应掌握好其临床适应证。如服用催眠药等呼吸抑制剂过量、睡眠呼吸暂停综合征、原发性肺泡低通气综合征等，其低通气是以中枢呼吸抑制为主，呼吸兴奋剂的疗效较好；慢阻肺呼衰时因支气管及肺病变、中枢反应低下，或呼吸肌疲劳而引起低通气，此时应用呼吸兴奋剂并不能真正地提高通气量。然而，对于有明显嗜睡状态者，呼吸兴奋剂有利于维持患者的清醒状态和自主咳痰等，这种情况下有一定的益处。而在神经传导系统和呼吸肌病变以及肺炎、肺水肿、ARDS 和肺广泛间质纤维化等以换气障碍为特点的呼吸衰竭，呼吸兴奋剂有弊无益，不宜使用。

常用的呼吸兴奋剂为尼可刹米，在慢性呼衰时尤其是 $PaCO_2$ 显著增高伴意识障碍者，先用 0.75g 静脉注射，继以 1.875～3.75g 加入 5％葡萄糖注射液中静脉持续滴注，可使呼吸深度及频率增加而改善通气，有利于 CO_2 排除，同时可促进神志恢复，提高咳嗽反射和改善排痰能力。少数患者可出现皮肤瘙痒、烦躁不安，此时可减慢滴速或降低药物浓度。个别还出现肌颤及抽搐，此时则应停用，不宜再继续用该药。

纳洛酮是阿片受体阻断剂，有兴奋呼吸中枢作用，可行肌内或静脉注射，每次 0.4～0.8mg 或 1.2～2.8mg 加入 5％葡萄糖注射液 250mL 中静脉滴注。

（七）纠正酸碱平衡失调和电解质紊乱

慢性呼衰过程中可发生多种酸碱失衡和电解质紊乱，这是由于呼吸衰竭造成生理代谢和内环境的失调。常有以下几种类型的酸碱失衡。

1.呼吸性酸中毒

主要是改善通气,保证呼吸道通畅,使潴留的 CO_2 有效排出,则可纠正高碳酸血症。一般不宜应用碱性药,因为给碳酸氢钠有可能使 CO_2 潴留加重,通气量反而减少。只在 pH 下降显著(<7.20)时,为防止发生严重心律失常等严重并发症才考虑临时给予少量碳酸氢钠,以使 pH 回升到较安全的水平。

2.呼吸性酸中毒合并代谢性酸中毒

治疗应提高通气量,纠正呼吸性酸中毒,并积极治疗代谢性酸中毒的病因,适量补碱。使 pH 升至 7.25 左右即可,不宜急于将 pH 调节至正常范围,否则有可能加重 CO_2 潴留。

3.呼吸性酸中毒合并代谢性碱中毒

除改善通气排出 CO_2 外,因多有低钾血症、低氯血症,故应补充氯化钾和生理盐水,若 pH 显著增高者,可静脉滴注精氨酸。

(八)控制心力衰竭

慢性肺心病出现心功能不全以右心衰竭为主。一般经过氧疗、控制呼吸道感染、改善肺功能后,症状可减轻或消失,不需常规使用利尿剂和强心剂。较重者或经上述治疗无效者可选用小剂量缓和利尿剂。如氢氯噻嗪 25mg,每日 1~3 次,螺内酯 40mg,每日 1~2 次。对肺性脑病出现脑水肿或重度水肿者可选用呋塞米 20mg 缓慢静脉注射。应注意利尿剂可引起低血钾、低血氯,诱发或加重代谢性碱中毒。利尿过多可致血液浓缩、痰液黏稠加重气道阻塞。当慢性呼吸衰竭伴有左心功能不全时,可考虑适当使用洋地黄类药物。患者因长期缺氧及感染,对洋地黄类药物耐受性很低,疗效差,易发生心律失常。用药原则是选用小剂量(常规用量的 1/2~1/3)、作用快、排泄快的强心剂。常以毛花苷 C(西地兰)0.2~0.4mg 或毒毛花苷 K 0.125~0.25mg 加入葡萄糖注射液 20mL 内缓慢静脉注射(20min)。应注意纠正缺氧、防治低血钾,不宜依据心率的快慢观察疗效。如患者血压稳定,可考虑使用血管紧张素转化酶抑制剂治疗。

(九)肾上腺皮质激素的应用

肾上腺皮质激素用于治疗呼吸衰竭的机制与抑制炎性介质的合成与释放、发挥抗炎作用、改善肺功能、降低微血管通透性、减轻肺水肿和脑水肿等有关。对于慢性肺心病急性发作期,肾上腺皮质激素的疗效较为肯定。临床常用地塞米松 10mg 静脉注射,每日 2~3 次,或氢化可的松 200~400mg 静脉滴注,每日 1 次。应短期使用肾上腺皮质激素,症状好转后减量或停药。慢性呼吸衰竭易并发上消化道出血,宜合用硫糖铝或 H_2 受体阻断剂西咪替丁、雷尼替丁等。还须注意同时选用有效抗生素控制感染。

(十)合理应用脱水剂和镇静剂

1.脱水剂

肺部疾患所致的中枢性呼吸衰竭常与脑水肿有关,对此类患者应尽早使用脱水剂,一般常用 20% 甘露醇,按每次 1.0g/kg 做快速静脉滴注,每 8h 1 次。

严重缺氧和 CO_2 潴留可导致脑血管扩张、脑细胞水肿,出现神经精神症状和颅内高压的表现,原则上以改善呼吸功能、纠正缺氧和 CO_2 潴留为主,仅当脑水肿症状明显或有脑疝时可短期使用 20% 甘露醇,按每次 0.5～1.0g/kg 快速静脉滴注,每日 1～2 次,心功能不好的患者,用量宜少。使用脱水剂时应注意电解质的变化,并防止痰液变黏稠不易排出。

2.镇静剂

因镇静剂抑制呼吸中枢、加重缺氧和 CO_2 潴留、抑制咳嗽反射使痰液引流不畅,原则上应避免使用。对脑水肿患者出现明显烦躁、抽搐时,可酌情使用安定 5mg 或氟哌啶醇 2mg 肌内注射,但仍需密切观察呼吸情况,并做好人工机械通气的准备。对于使用机械通气的患者,特别是接受控制通气模式为主的,可使用镇静剂避免人机对抗,如地西泮 10mg 肌内或静脉注射。

(十一)营养支持

慢性呼吸衰竭患者因能量代谢增高、蛋白质分解加速、摄入不足可出现营养不良。结果降低机体防御功能、感染不易控制、呼吸肌易疲劳、影响通气驱动力、降低呼吸中枢对氧的反应等,不利于患者康复。故需注意对患者的营养支持。

1.营养物的供给

(1)糖类供给:葡萄糖为临床最常用的能量物质,1g 葡萄糖供热约 16.75kJ,静脉营养时常需高浓度(25%～50%)溶液,宜经中心静脉途径输入。若从周围静脉输入,容易引起静脉炎。葡萄糖输入量过少(小于每日 100g)则可使体内蛋白质分解,或使输入的氨基酸作为能源分解消耗;输入过多(若超过每日 600g)可导致糖转化为脂肪而沉积于肝脏,引起肝脂肪变性。慢性呼吸衰竭患者体内氧化葡萄糖的能力受到抑制,葡萄糖的输入量更应减少。有提出应激时机体对静脉输入葡萄糖的耐受性、利用率均下降,应该注意补充适量外源性胰岛素。此外,糖代谢的呼吸商为 1,较脂肪和蛋白质高,因而 CO_2 生成量也多,容易加重呼吸负担。在长期机械通气患者,可造成脱机困难,故糖类的比例不宜过高,因此主张以不超过 50% 为合适。

(2)脂肪供给:临床常用 10%～20%脂肪乳剂,为仅次于葡萄糖的常用能量物质,通常与葡萄糖联合使用。每克脂肪供热 37.68kJ,对需要补充大量热卡而又受到液体限量的患者较为实用。成人每日用量为 1～2g/kg,一般占营养供能组分中的 30%～40%,也有提出占 50%。静脉输入脂肪乳剂时,应注意控制速度,500mL的输入时间不应短于 6h。脂肪乳剂含必需脂肪酸,对维持细胞膜的正常组分及功能具有重要作用。但对脂肪代谢紊乱、动脉硬化、血小板减少及肝功能损害者应慎用。

(3)蛋白质供给:慢性呼吸衰竭患者常存在负氮平衡和蛋白质营养不良,蛋白质供给量可相应增加,但应注意摄入过量蛋白质会增强呼吸中枢的通气驱动,增加每分通气量,加重呼吸肌负荷,影响患者康复。蛋白质的供给一般占营养供能组分中的 15%～20%。临床常用复方氨基酸溶液,除含有 8 种必需氨基酸外,尚含有非必需氨基酸 10 余种。根据患者病情可适当补充血浆和白蛋白,但它们不宜作为营养制剂常规使用。

2.营养支持的途径

(1)胃肠外营养适用于病情危重不能进食者或胃肠功能欠佳者,可给予葡萄糖液、复方氨基酸液和脂肪乳剂等。一旦病情许可,应及时给予胃肠营养,因为后者对保持胃肠黏膜的屏障功能及防止肠道菌群失调具有十分重要的作用。

(2)胃肠营养:可经口或鼻饲给予。研究表明,胃肠营养可增强患者免疫功能,提高生存率。胃肠营养时特别需注意防止吸入性肺炎的发生,它常常危及患者的生命,对昏迷、吞咽困难及反流性食管炎患者应加强护理。

参考文献

[1]何权瀛.呼吸内科诊疗常规[M].北京:中国医药科技出版社,2012.

[2]冯莉,宋立格,王巧云.呼吸科疾病临床诊疗技术[M].北京:中国医药科技出版社,2016.

[3]赵建平.呼吸疾病诊疗指南[M].北京:科学出版社,2013.

[4]李羲,张劭夫.实用呼吸病学[M].北京:化学工业出版社,2010.

[5]钟南山,刘又宁.呼吸病学[M].北京:人民卫生出版社,2012.

[6]张玉英,牛淑亮.呼吸病中医特色诊疗全书[M].北京:化学工业出版社,2011.

[7]黄绍光.呼吸危重病学[M].北京:人民卫生出版社,2011.

[8]贺蓓,肖毅.临床诊治要点与盲点[M].北京:人民卫生出版社,2017.

[9]俞森洋,孙宝君.呼吸内科临床诊治精要[M].北京:中国协和医科大学出版社,2011.

[10]董瑞.政协委员董瑞院长谈间质性肺炎——肺纤维化[M].上海:中国文史出版社,2012.

[11]北京协和医院.北京协和医院医疗诊疗常规·呼吸内科诊疗常规[M].2版.北京:人民卫生出版社,2012.

[12]贺蓓,周新.呼吸系统疾病诊疗基础[M].北京:中国医药科技出版社,2018.

[13]朱毅.最新呼吸科疾病诊疗指南荟萃[M].南京:东南大学出版社,2013.

[14]胡成平,罗百灵.呼吸科临床心得[M].北京:科学出版社,2016.

[15]范伏元.呼吸科中西医诊疗套餐[M].北京:人民军医出版社,2013.